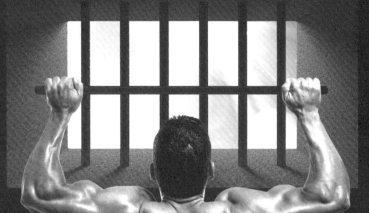

Josh
Bryant
喬許·布萊恩

Adam
Benshea
亞當·班席亞

運用自身體重，
間歇、漸進式訓練
邁向強壯

重訓

監獄

JAILHOUSE
STRONG

目錄 Contents

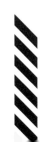

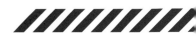

///// 前言 /////

我就直接講重點吧，因為強壯可是分秒必爭。

如果你購買本書是要以最少器材在最短時間內變得魁梧變強壯，麻煩你直接跳到第一章。請放心，我一點都不會介意，因為你手上這本書正是達到此目標的最佳工具。但如果你想了解原因，就請繼續讀下去。

我剛開始接觸監獄重訓時，不確定它的內容是什麼，也不確定有什麼值得學習的。我與全世界數百名教練和運動生理學家等專家接觸過，他們對於如何得到最佳的健身效果都有自己的一套哲學，不過其中有些專家除了哲學之外，更有自己的獨家祕季。

在本書分享獨家祕季的人都不是為賺錢的健身模特兒；也不是試圖販賣最新訓練方法的網紅教練，而是一群無酬分享自己健身祕訣的人。他們的動機很單純，就是知道自己的方法可以幫助別人用最快的方法變強壯，從而得到最單純的滿足感。不過更重要的是，他們之所以執行監獄重訓，有一個特殊理由，而我希望你我都不需要親身體驗這個理由。

這個理由就是生存。

這些人為了生存所設計的訓練方法，連我這個運動和健身界的老手都會覺得印象深刻，而我確定你也會。你在執行這套方法過後，你的成果也會讓人印象深刻。

閱讀本書之前，我一直以為許多囚犯都有不可思議的肌力和身體素質，是因為他們時間太多，除了專心訓練之外也沒其他事情可以做，而我猜你大概也這樣想。這樣講或許也沒錯，但我後來很快就發現，即使他們有這麼多時間，還是必須用最快的方法變強壯，這點其實我早該明白。

因為如果你的目標是生存，唯一的選擇就是走最短的路得到最好的結果，這就是監獄重訓要帶給我們的。本書的訓練方法都已證實有效，能在最短時間用最少器材達到最棒效果，因為囚犯根本沒得選擇，只能在如此嚴苛的條件下達到目標。監獄重訓是經過淬鍊所得到的生存智慧，是一種一勞永逸的訓練方法。會阻止你變強壯的不是買不到正確的補品，或是沒使用到某些高科技健身器材。

會阻止你變強壯的，只有你自己。

班席亞和布萊恩已經把獄中為了生存所練的方法都整理出來，讓你在監獄以外的地方訓練。我敢說只要你妥善利用這些方法，你會永遠「強壯」。

米亞特・墨菲（Myatt Murphy）
肌力與體能訓練專家、健身專家，著有《Ultimate Dumbbell Exercises》以及
《Testosterone Transformation》

///// 簡介 /////

從《悲慘世界》的尚萬強（Jean Valjean），到現實生活中的麥克·泰森（Mike Tyson），我們常常聽到囚犯出獄後變得更強壯、更魁梧且更壞的故事。我們當然不會想和暴力的性犯罪者共享一間小囚房，但監獄訓練方法帶來的肌力成長真的很吸引人。

看過監獄相關紀錄片的人，應該都很熟悉獄中的運動場充滿壯碩囚犯的畫面。我們不禁想問：為什麼這些囚犯隨時都那麼強壯又精實？這些囚犯之所以強壯得令人匪夷所思，背後有許多理由。了解這些理由後，不管上班族或小學老師都能仿效他們的方法，變得跟他們一樣強壯。當然，你唯一不該仿效的一點就是坐牢。本書將協助你練成囚犯般的壯碩體態，而且你同時還能在監獄外過著自由自在的生活。

監獄重訓的有很多好處：

到處都可以執行：監牢、地下室或飯店房間都可以。

極具功能性：這些訓練方法讓你準備好面對身體衝突（讓你不管是去辦公室找老闆，或是去岳父家，都跟在公園散步一樣輕鬆）。

需要的器材很少。通常只需要你的體重就夠了。

最後，這些訓練方法超級有趣。

監獄重訓計畫包括各個身體部位（上肢、下肢、核心、全身）和真實世界徒手搏擊技巧。為了了解囚犯們如何建構訓練計畫、練出一塊塊功能性極強的肌肉，以及在那麼差的條件還能健身有成，我們和很多更生人、惡名昭彰的硬漢、老經驗的街頭惡棍，以及健身狂聊過。

我們首先面談的對象是「赤腳仔」安傑羅·懷特（Angelo White），他是惡貫滿盈「瘸幫」（Crips）的創始成員之一。懷特現在是名牧師，執行的是上帝的教條，而非街頭的規則。不過當他回想起一九七〇年代在洛杉磯街頭和三次坐牢的日子時，還是顯露出一定程度的喜悅。從這些回憶中，他告訴我們早期在瘸幫的時候，舉起大重量就是證明自己價值的方法。後來談到已故的雷蒙·

華盛頓（Raymond Washington）時，懷特也明顯相當雀躍。華盛頓也是癱幫的創始成員，是洛杉磯最厲害的街頭打手。

多利安·亞提斯（Dorian Yates）因為六次贏得奧林匹亞先生而聞名，但很少人知道他曾經坐牢六個月的時間。亞提斯在獄中認識了真正的重量訓練，從此產生熱情。他分享了在獄中養成的運動模式和心態，這些都在他輝煌的健美生涯扮演重要的角色。

德州普萊諾 Metroflex 健身房的健美選手泰勒士·休斯（Tyrus Hughes）雖然名氣不如亞提斯，卻也跟我們分享在獄中的訓練方法。休斯的故事相當有趣，因為在監獄的這段日子，他從一個弱不禁風的年輕人徹底轉變成一個魁梧壯碩的人。

國際健美總會（IFBB）的明日之星柯瑞·馬修斯（Cory Mathews）在監獄中的訓練故事非常值得一聽，他也非常樂於討論他在監獄學習肌力訓練的過程。

另一名我們有幸訪問的傑出人物，是喬治·克利斯帝（George Christie），他是美國惡名昭彰的地獄天使（Hells Angels Motorcycle Club）文圖拉（Ventura）分會的前會長。除了分享訓練以外，克利斯帝也分享監獄風雲中的生存之道。

除了囚犯以外，我們也訪問了監獄中的其他人。蓋瑞·法蘭克（Garry Frank）在路易斯安那州監獄擔任數年的運動教官，也是一名世界級的健力選手。法蘭克對訓練的了解自然不在話下，加上他服務的單位是美國獄卒人數最多的監獄，曾與多名囚犯近距離接觸，因此法蘭克對於監獄重訓的見解，對本書而言自然價值連城。

麥克·奈特（Mike Knight）曾在加州的索萊達州立監獄服務。他的經驗與反思也幫助我們更了解監獄重訓的概念，以及強壯囚犯的訓練方式。

我們也很榮幸能獲得英國傳奇夜總會看門人，也是暢銷作家傑夫·湯普森（Geoff Thompson）的建議，讓我們更了解徒手搏擊時該有的正確心態。

我們也有幸訪問紐澤西傳奇拳擊選手，也是前輕量級世界冠軍鮑比·克茲（Bobby Czyz）。許多人應該記得克茲在 Showtime Boxing 節目單任專業評述的日子。克茲一如往常機智、幽默又真誠地與我們分享各式各樣的主題，包括格鬥、街頭生存智慧，以及各種情境的應對方式。

除了英國和紐澤西的專家以外，我們也從更靠近家鄉的健身狂熱分子身上得到寶貴的資訊，其中一名是詹姆士·卡羅（James Carroll）。我們與卡羅在

一間當地的健力訓練中心結識，當時我們都還是年輕運動員，希望透過肌力訓練來獲得更好的比賽成績。卡羅當時是一間脫衣舞店的保鑣，我們因為對重量訓練的共同興趣而結識。後來卡羅與我們分享他在加州男子監獄的訓練經驗，也讓我們重溫了往日時光。

我們的同鄉安立奎・裴雷茲（Enrique Perez）曾是名優秀的美式足球員。但是後來裴雷茲在堪薩斯的第二級別球隊犯了一些錯誤，導致他後來在堪薩斯、加州及德州等地的監獄服刑。身為一名教練和前運動員，裴雷茲提供我們相當有意義且完整的重訓知識。

以上這些人的故事都有一個共同點，就是監獄中的健身訓練是他們人生低點中的高點。

這些故事告訴我們即使是在人生最危急的狀況，也能透過肌力訓練獲得非凡成就。因此我們撰寫此書，對這些分享自身故事的人表示最深的謝意。

現在，就讓我們一起強壯。

為什麼受刑人
要變得強壯又精實？

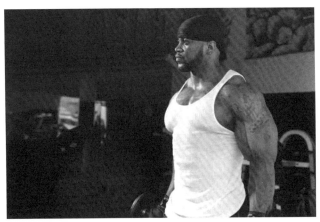

圖片來源：泰勒士・休斯

///// 適者生存：不變強就是死路一條 /////

在監獄中如果不變強就是死路一條。不過，如果只有健美選手般的肱二頭肌，在獄中得到的尊敬有限。囚犯想要打造的身體形象，是散發淋漓盡致的男子氣概，同時讓獄友心悅誠服的身形。你與他人在操場或牢房起衝突時，對方最先看到的是你的頸部、斜方肌、前臂，還有背部，這些部位的肌肉經過訓練後，都能在打鬥中派上用場。任何歷經風霜的街頭硬漢，都能清楚區分「華而不實」的肌肉，以及真正能打、具主宰力的身形。

牢房裡的所有人都在看、都在等，看看誰不好惹、誰好欺負。一般囚犯不會主動找麻煩，只會挑軟柿子吃。他可能正等待機會奪走你的性命或男性尊嚴，而不讓他得逞的最好辦法，就是打造有威嚇力的身形。正如同穿上盔甲上戰場的騎士，你也必須打造身體盔甲，告訴對方你準備好要跟他以命相搏。

惡霸不只在監獄會出現，在工作場域也隨處可見，例如總是想在美國勞動節期間的奪旗式足球賽中硬是衝撞你的混帳老闆。如果你練出真正能打的力量，就可以毫不費力阻止性騷擾，或是擺平工作場域上的惡霸。

總而言之，如果你有壯碩的體型，就不會有太多人敢惹你。

///// 較高的睪固酮濃度 /////

平均而言，受刑人的睪固酮濃度比一般人更高。睪固酮濃度較高的人通常較有侵略性，也更容易做出犯罪及高風險行為。監獄之所以可怕，就是因為這些睪固酮濃度本來就很高的人，被放到一個傳統性行為受到壓抑，而且身體衝突更多的地方。這些人受到監禁後，睪固酮濃度又會再升高，因為就連雞毛蒜皮的小事，他們都會透過最原始的方法解決，例如拳頭、刀械或鬥毆等等。在這種不是你死就是我亡的環境生存，是一般人的夢魘，卻是最強壯男人的天堂。

討論囚犯都有很高的睪固酮濃度時，精神科住院醫師或社工專家說的話都先擺一邊，因為我們很難釐清到底是環境造就了行為，還是行為造就了環境。不過很清楚的是，提升睪固酮濃度，絕對可以造就你的強壯。要盡可能練得強壯，你必須有適當的睪固酮濃度。現在，請試著回答以下問題：

- 你的腰圍是否超過四十吋？
- 你是否感覺無精打采？
- 你是否缺乏性慾？
- 你是否有時候感到憂鬱？
- 你是否對日常生活感到無力？
- 你是否會沒有理由而發怒？
- 你是否減脂有困難？
- 你是否體能不佳？
- 你是否超過三十歲？

如果你的回答有三個以上的「是」，你的睪固酮濃度就可能很低。以下這些方法，可以讓你用天然的方式重振睪固酮濃度：

- 多休息
- 常運動
- 多攝取單元不飽和脂肪和多元不飽和脂肪，並且平衡 Omega3 和 Omega6
- 補充葫蘆巴、東革阿里、蒺藜等草本萃取物
- 避免長時間缺乏碳水化合物

///// 堅持運動 /////

傳奇前職業健美選手湯姆・普拉茲（Tom Platz）曾說，訓練有分好的訓練、更好的訓練，以及最好的訓練。幾乎所有囚犯都會訓練，因此他們都有「好」的訓練，畢竟無論訓練種類，只要堅持，總會多少有效果。不過，有些人正執行「更好」甚至「最好」的訓練。

獄中的訓練會那麼頻繁，就是因為監獄和軍營一樣，犯人每天什麼時候做什麼，都有非常嚴格的規定，因此訓練就成為每日眾所期待的高潮。訓練讓犯人暫時抽離單調的例行公事，也讓他們在這個極易造成情緒不穩定的環境中穩定情緒。獄中訓練對犯人非常重要，很多人願意少惹一些麻煩，以避免在運動場訓練的這個權利被剝奪。毫無疑問，他們不會讓訓練中斷，而這種堅持的精神就是得到良好成果的關鍵。

重點就是你必須把訓練擺在第一優先，就像準備重要會議或與朋友喝一整晚一樣。如果你每週訓練三次，每個月缺席一次，你就缺席了百分之八的訓練。聽起來不多，但假設你一年總共上班兩百天，則百分之八就代表你缺席了十六天的班。除非你的老闆很體貼，否則你大概離失業不遠了。

你不需要每週訓練四十小時，只要堅持每週訓練四至五小時，就能獲得顯著的結果。

///// 監獄是運動科學智庫 /////

在監獄裡訓練的實務經驗，比起實驗室中的理論臆測更有意義。囚犯在操場上談論的可不是股票、孩子的足球賽或是火辣的祕書，而是如何在殘酷的環境活下去，也就是如何在真實世界生存，甚至比他人更優越，因此他們討論的內容幾乎都是紮實的訓練。如果你想得到好的訓練結果，與其閱讀光鮮亮麗的肌肉雜誌或科學期刊，還不如去當監獄牆上的一隻蒼蠅。

///// 漸進 /////

史提夫・霍爾（Steve Holl）是一名認真又優秀的健力選手。有一天他在自己訓練的健身房四處看看，然後跟我說：「你看看，都是那些人用一樣的重量做著一樣的動作，都十五年過去了還是沒有長進。」霍爾搖搖頭，接著說：「今天你只需要記得一件事，就是必須增加槓鈴上的重量。不管你做什麼動作，你必須加重。」

如果訓練沒有漸進式超負荷，你的體型、肌力和肌肉就不會進步。以自身體重運動為例，就算你每次訓練都做一百下伏地挺身，進步早晚會停滯。一旦身體適應訓練，你就必須增加額外的次數、組數、肌肉受張力時間，或是更多阻力。阻力有很多種形式，例如讓獄友坐在你身上，或是負重背心等讓動作更困難的方法都可以。即使只是把組間休息從四十五秒縮短至四十三秒，也算是進步。

囚犯一直不遺餘力試著超越其他囚犯，也試著超越自己的紀錄，請你向他們學習。如果你想達到強壯，請遵循以下四個漸進原則：

個人差異： 任何人的訓練都不能一樣，也不該一樣。隨著訓練程度提高，恢復能力也會改變，此時就會從不同的訓練方式得利。進步速度因人而異，而大多數人都會半途而廢。基因、經驗、老化、受傷、營養補充、心理敏銳度，還有許多環境因素，都會影響訓練適應。你在實驗本書的訓練方法時，也會遇到這個狀況。你知道的資訊越多，就越能找出最適合你的方法。

超補償： 這個原則很單純，很多人卻常常忽略。這是造物主寫進你 DNA 裡面的生存特性，你的身體適應壓力的方式，就是產生更多的肌力；你身上的傷疤或繭就是身體試著快速自癒的例子。如果你對肌肉施加的壓力越來越大，肌肉本身的防衛機制就會啟動，透過變大、變強來達到超補償。

超負荷： 不管是更多的組數次數、更短的組間休息、額外的負重、訓練頻率增加，總之必須漸進提升訓練強度。如果訓練沒有持續超負荷，頂多只能維持，甚至會退步。我們只有進步或退步兩個選項，顯然進步才是明確的選擇。

減量很重要： 訓練並不是越多越好，因為漸進式超負荷才是明智的做法。在一陣子非常高強度的訓練之後，必須讓強度降低一陣子，稱作「減量期」，也稱為動態恢復。

///// 監獄間歇運動 /////

囚犯在獄中多半待在空間狹窄的牢房，無法執行典型的有氧訓練。不過，間歇訓練對於減脂的效果已證實優於長距離慢速度的有氧運動。獄中的間歇訓練包括各種伏地挺身、引體向上、深蹲、波比跳，以及其他自身體重的持續動態動作。高強度間歇訓練的減脂效果，是傳統長距離慢速度有氧的九倍，主要的原因是間歇訓練比有氧運動更能刺激訓練後的新陳代謝。

///// 睡眠與恢復 /////

許多囚犯都能夠睡一晚好覺，白天也隨時可以睡。睡眠對恢復至關重要，身體中大部分的自然生長激素都在非快速動眼期睡眠製造。許多專家都說我們每天至少需要七小時的睡眠時間，不過他們指的是「一般人」。如果你是認真訓練的運動員，你就不是一般人，因此需要更多的睡眠時間。建議每天至少要有八小時優質、不間斷的睡眠，並且白天也盡量睡覺。

內科學年刊（Annals of Internal Medicine）最近出版了一則芝加哥醫學院（University of Chicago Medical School）的研究，證實一夜好眠的重要性。該研究包含兩個控制組，皆進行限制熱量的減重飲食。其中一組睡眠不足，另一組則每晚都有充足睡眠。在實驗過程中，兩組減去的體重相同，但睡眠不足組減去的脂肪卻少了百分之二十五。如果你想盡可能增肌減脂，就必須有充足的睡眠。

確實，受刑人不需要像一般人一週工作四十小時以上；但你也不需要在睡覺的時候擔心會被獄友割喉或強暴。以下這些方法可讓身為自由人的你提升睡眠品質。請記住，要善用時間，因為很諷刺的是，多數自由人的自由時間都相當少。

- 睡前禱告或冥想。和造物主及整個世界和平共處，相當撫慰人心。
- 避免酒精、香菸、咖啡因（以及古柯鹼、麻黃鹼等刺激物質）。
- 在暗室睡覺。
- 睡前閱讀。
- 服用褪黑激素。

- 吃晚餐時點燭光，不要開日光燈。
- 睡前按摩或使用滾筒放鬆。
- 設定固定的睡眠模式。
- 白天要小睡片刻。
- 移除生活壓力（如果你很容易擔憂，就在睡前把想法都寫下來）。
- 睡前避免接收好消息或壞消息，因為情緒刺激會讓你保持清醒。
- 如果以上方法都失敗，請尋求醫療協助。

///// 營養 /////

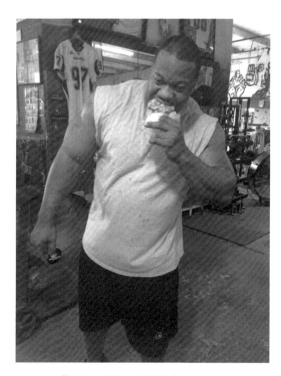

「巨巨」艾爾 · 戴維斯（Al Davis）

如果你問任何一個健身者，他怎麼練得那麼巨大又那麼精實，他大概會說飲食最關鍵。囚犯沒辦法攝取最高品質的食物，但只要有額外資金，他們就可以買到高蛋白粉或鮪魚罐頭。有些時候，只要有門路，他們就能取得合法的增肌補給品（當然也會有非法的補給品）。獄中飲食計畫的好處就是每餐的時間

都一樣，這點與固定時間訓練一樣，對身體非常好。

好的飲食讓我們變得精實並且感覺良好。你當然可以找到一些天賦異稟的人，常常吃披薩、起司漢堡和波隆那香腸也可以獲得很好的成果，但他們是特例。請記住，他們之所以成功純屬僥倖。

除了安排每天一致的飲食計畫以外，你也可以妥善利用最好的營養補給品。囚犯很難攝取能夠提升肌力的營養，但你隨時都可攝取蛋白質、奶昔或蛋白棒等等，只要適合自己的都可以。

在你努力訓練試著盡可能增肌的時候，每磅體重最少要攝取一公克的蛋白質。這個數字固然比食品藥物管理局（FDA）建議的還高，但你的目標不只是維持生命，而是要練出壯碩的身體。我們當然建議盡可能從天然的來源攝取蛋白質，但補給品還是能幫助我們攝取額外的蛋白質，也是時間有限時攝取蛋白質的好方法。

請注意，補給品無法取代飲食。若要練出精實的身材，你通常必須有嚴格的飲食計畫，其中蛋白質必須相當豐富，且不能有過多的碳水化合物和油脂。比起囚犯，你有更豐富的營養資源達成強壯！

✚ 重 點 提 醒

如果要變得精實、壯碩又能打，有時候你不能只看學術研究，更要看看人生試煉場，千萬不要道聽塗說。我鼓勵你到賓州大學和監獄都參觀看看，誰比較凶、強壯又能打？是那些睡眠不足、營養缺乏又焦慮的大學生？還是肩膀厚實、充分休息且睪固酮極高的囚犯？答案應該很明顯。

監獄重訓簡史

　　人類開始有文明以來就有監獄，因為人類一直都試著把犯人與守法市民隔開。早期的監獄和現在的社會再融合機構很不一樣，它們的功能只有收容犯人，等待執行刑罰。早期監獄根本沒有教化犯人這回事，它們的目的就是隔離犯人，直到絞刑台可以用為止，和屠宰場的畜欄沒什麼兩樣。

　　一直到十八世紀末期，美國人班傑明・洛西（Benjamin Rush）遊說賓州監獄改革時，監獄才開始轉變。洛西認為監禁的主要目的應為教化囚犯，並遏止未來的犯罪；他也指出監禁的思維必須改變，因為坐牢的經驗只會讓囚犯更頑強，且更討厭政府。

　　由於洛西的努力，監獄漸漸成為今天的樣子，成為矯治機構，或宣稱具有矯治功能。為了配合矯治的目標，監獄開始提供休息課程及活動，幫助囚犯適應文明社會，而其中一個活動就是重量訓練。支持在監獄重量訓練的人指出，重量訓練幫助犯人度過坐牢的時間、紓解壓力和焦慮、建立人生目的，並創造正面的自我形象。監獄重量訓練的支持者也說，有做重量訓練的囚犯通常表現較好，因為他們不想失去訓練的機會。路易斯安那州監獄主任蓋瑞・法蘭克（Garry Frank）等監獄工作人員認為，重量訓練不只對囚犯個人有幫助，也對整個機構有好處，因為可以讓整體囚犯變得更安全。法蘭克認為，路易斯安那州監獄的暴力事件較少，部分原因是囚犯可以做重量訓練。

　　一般來說，允許重量訓練的監獄，給人的印象就是一堆肌肉棒子從設有鐵柵欄的洞穴裡冒出來。「斯克蘭頓超人」吉姆・威廉斯（Jim Williams）就是一名符合此形象的壯漢。一九六〇年代威廉斯在賓州的 Rockview 州立監獄服刑時開啟了重量訓練的生涯。威廉斯一開始嘗試的方法在當時相當先進，採取高訓練量，並且一天訓練兩次。他也想方設法克服獄中器材有限的問題，例如需要腰帶的時候，他就把幾條毛巾綁在腰際。因此，即使沒有最先進的設備，

威廉斯還是成為史上第二個臥推成績正式達到六百磅的人。當然，他也練成了相當粗壯的身形，據說他即使在放鬆的狀況下，胸圍也高達六十吋，臂圍也有二十三吋！

「甲蟲」格雷格・羅威（Greg Lowe）也是一名出身監獄的壯漢。羅威是史上最偉大的健力選手之一，而且他創下佳績時還在賓州 Graterford 監獄服刑。雖然羅威於一九八五年坐牢後才開始認真訓練，但他只花了八年的時間就成為全國冠軍。即使年歲漸長，力量還是相當驚人。羅威在二〇〇七年以五十二歲的年紀參加健力比賽，他的成績是蹲舉八百六十五磅、臥舉四百六十磅、硬舉八百二十磅，總成績兩千一百四十五磅！更厲害的是，他是在終身監禁的服刑過程中完成這項壯舉。

在監獄中刻苦訓練也能造就世界級的成就，例如二戰時某些關在拘留營的日裔美國人。艾美力克・石川（Emerick Ishikawa）囚禁於圖勒湖隔離中心（Tule Lake Segregation Center）的時候，透過圖勒湖舉重健美俱樂部，讓許多年輕人認識身體訓練文化。二戰結束後，石川成為美國最優秀的舉重選手之一，並在世界舉重錦標賽贏得銅牌；而石川的學生湯米・河野（Tommy Knon）更成為史上最偉大的舉重選手之一。河野曾三度在奧運奪牌，連續六次獲得世界舉重錦標賽冠軍，並創下二十一個世界紀錄。而他的訓練生涯始於拘留營中的訓練，當時使用的是第二監獄二十七區所購買的十合一綜合訓練器。

若要討論在監獄這種斯巴達式的環境訓練，就不得不提及前蘇聯的古拉格。在共產時期，俄國的史達林將數百萬人送至古拉格，許多人也在裡面送命。不過即使面對如此嚴酷的環境，古拉格的囚犯還是會用壺鈴執行非常刻苦的訓練，以維持肌力和理智。該傳統從此延續下去，今天俄國的監獄仍會舉辦「斯巴達基亞德」運動會，可視為監獄版的奧運。西伯利亞的九間監獄會參賽，共有六種比賽項目，其中最負盛名的一項是壺鈴肩推，二〇一一年的冠軍雙手拿著兩顆二十四公斤（52.8 磅）的壺鈴推了六十七下。

透過上述的故事，我們看到監獄裡的重訓文化多麼盛行；不過社會大眾漸漸開始害怕監獄製造出來的「超級罪犯」。大眾的恐懼和疾呼，迫使許多政治人物和監獄行政人員重新評估獄中訓練的益處。結果在九〇年代早期，美國有些州開始禁止在監獄中訓練。亞利桑那州率先發難，有些州也迅速跟進。

由於各州開始禁止獄中訓練並移除傳統運動設備，許多囚犯就地取材打造極為有趣的運動方式。獄中有雙層臥鋪，囚犯就用來做引體向上；獄中有地板，

就用來做伏地挺身、仰臥起坐和波比跳；獄中有撲克牌時，就可以做「泰森蹲」
（後續章節會解釋）。

就算沒有高品質的訓練設備，囚犯還是能練出漂亮的體態。透過以上故事
以及眾多訪談結果，我們確信要練出壯碩的體型不一定需要最先進的設備；只
需要計畫和決心。

本書可以提供計畫，但決心就只能靠你了。

PART
3

監獄重訓的實例

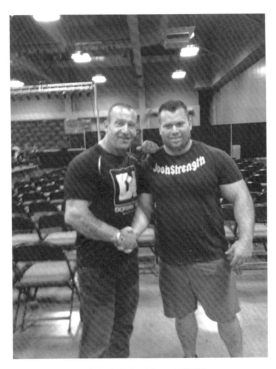

本書作者與多利安 · 亞提斯

多利安・亞提斯（曾獲六次奧林匹亞先生）

在英國的監獄服刑時，亞提斯發現從事訓練可以讓他得到獄友和獄卒的尊敬。亞提斯告訴我們：「不管獄卒還是獄友，從來沒人來惹過我。」亞提斯的身形確實很驚人，但他認為自己得到其他囚犯尊敬的真正關鍵，是他紮實嚴謹的訓練。

監獄是個充滿複雜政治和睪固酮的地方。硬底子訓練除了讓亞提斯在監獄備受敬重之外，也讓他專注在自己的熱情，並找到人生的方向。亞提斯認為監獄讓他得以「發掘自己的天賦」。他了解由於體格和基因的關係，不是人人都能成為奧林匹亞先生或職業健美選手，但他深信「所有人都可以對訓練產生熱情，並著手鍛鍊身體」。

這種熱情讓囚犯得以接觸重量訓練，讓他們在極為壓迫的苦窯中有很好的機會排解憂鬱和焦慮。對監獄以外的人而言，這種極為壓迫的地方不是牢房，可能是冷冰冰的方格辦公桌或是令人窒息的市區公寓。不管讓你感到壓迫的原因為何，你始終都能透過硬底子訓練來對抗生命中的困境。

亞提斯在監獄的訓練結合基本健力動作（大重量蹲舉、臥舉、硬舉）以及自身體重循環訓練，包括雙槓下推、引體向上、繩索攀爬等等。獄友的目標是完成三次循環，但亞提斯能夠完成五六次，因此他成為最強壯的囚犯。

上述紮實的訓練計畫，讓這個未來的奧林匹亞先生打下非常好的基礎，之後練就一身花崗岩般的堅實肌肉，使他得以在大半個九〇年代主宰職業健美。

喬治‧克利斯帝（地獄天使文圖拉分會前會長）

在聯邦和州郡監獄時，克利斯帝偏好武術訓練，並只做「輕重量訓練」，不過後來他也開始致力於鍛鍊上半身肌肉。監獄移除重量訓練器材後，獄友會把水裝進袋子裡，做成一個一個「重量袋」來訓練。

獄卒當然會把這些重量袋找出來並銷毀，但也無法阻止獄友想訓練的決心。克利斯帝說：「舉凡重量訓練、製酒等等，囚犯只要想做，總會想到辦法。」

克利斯帝對武術相當有興趣，也是一名街頭老手，因此在徒手搏擊方面有很多寶貴的建議。克利斯帝從實用層面分析對打（長距離）、近身搏擊（中距離）和扭打（短距離）。街頭打架時必須盡量避免地板扭打（除非你想被一直重踩），維持對打和近身搏擊的距離。克利斯帝認為，最高指導原則還是要避免打架。如果非打不可，就要「趕快打完趕快跑，不要待在原地沾沾自喜，因為場面通常不太好看」。

克利斯帝對於避免打架和衝突、在獄中順利過日子的建議，其實在社會中很多情境也適用：「尊重他人，他人也會尊重你。」

麥克・奈特（曾在加州的索萊達州立監獄擔任獄卒）

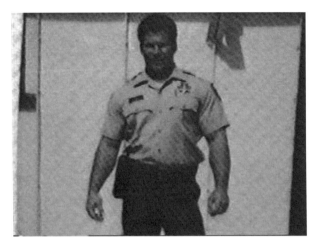

麥克 ・ 奈特（1984）

　　監獄中固然有鐵柵欄將獄卒和囚犯隔開，但並不表示兩者不會接觸。也就是說，囚犯和獄卒都必須盡力贏得彼此的尊敬。奈特在索萊達監獄服務時，是最強悍的獄卒之一，受到同事和囚犯的敬重。

　　奈特本身相當認真訓練，也會和一些強壯的囚犯一起訓練，因此建立起良好關係，也使得奈特成為廣受敬重的獄卒。

　　有一名囚犯曾經與奈特起爭執，當時奈特請這名囚犯私下一對一解決，但奈特的名聲在獄中十分響亮，因此該囚犯不敢赴約，只敢乖乖待在牢房。

　　奈特在訓練方面頗負盛名，因此只要有人在運動場做很重的訓練，一定會有人告訴他。一九八四到一九九二年的索萊達監獄當然有不少相當強壯的囚犯，但也有很多空口說白話的人。奈特從來就不會以訛傳訛，甚至在聽到有囚犯宣稱自己有二十吋的「武器」時，奈特還會親自帶著捲尺去測量。

　　除此之外，由於奈特與一些囚犯都對訓練很有興趣，讓他有機會一窺索萊達監獄囚犯的日常生活。奈特發現，這些囚犯會用一些特別的訓練方法，也會用一些非正式的名稱來指涉身體的不同肌群。「監獄語言」使用的不是如象牙塔般的科學術語，而是用自己的方式來稱呼他們訓練的部位。

　　例如，肱二頭肌稱為「結」（knots）、肩膀叫做「帽子」（caps）、壯碩的胸肌稱為「罩子」（hood）、下胸叫做「窩」（nest）、延伸整個背部的闊

背肌稱為「翅膀」（wings），而可能是全身最受矚目肌肉的肱三頭肌則叫做「手臂後側」（back arms）。

「赤腳仔」安傑羅・懷特（「瘸幫」的創始成員之一）

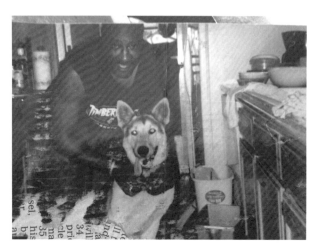

「赤腳仔」安傑羅 ・ 懷特

　　懷特是瘸幫的創始成員之一，也是洛杉磯黑幫分子活躍地區的祖師級罪犯。該地區最能打的幫派分子會為了贏得尊敬和別人打架，而懷特長久以來近距離目睹且親身參與了許多鬥毆事件。不過在那個年代用槍的人並不多，必須透過身體力量贏得尊敬。

　　那個年代名聲最響亮的罪犯莫過於雷蒙・華盛頓。華盛頓也是瘸幫的創始成員之一，街頭鬥毆經驗逾兩百次從沒輸過。華盛頓優異的打架能力以及暴力的領導風格，讓瘸幫得以併吞洛杉磯許多較小幫派。遇到領地糾紛時，華盛頓不會唆使幫眾鬥毆，而是直接找對方的老大單挑來解決。華盛頓從來沒打輸過，但在一九七九年遭到不知名人士槍殺。即使如此，每次談到華盛頓的身體力量，許多瘸幫早期成員仍會肅然起敬。

　　一九七〇年代和現在不同，當時瘸幫成員證明自己的方式是拳頭，不是槍枝。懷特說，早期瘸幫的人相當重視健身，而許多創始成員之所以能在街頭有一席之地，就是因為重量訓練練出來的肌力。重訓確實可以在外面的世界贏得尊敬，但許多瘸幫成員都是在少年監獄首次接觸重訓；進到州立監獄後，

也在那邊持續訓練。憶起當年，懷特說瘸幫和黑色游擊隊家族（Black Guerilla Family）有很多成員都能臥舉超過五百磅。

泰勒士・休斯（健美選手、私人教練）

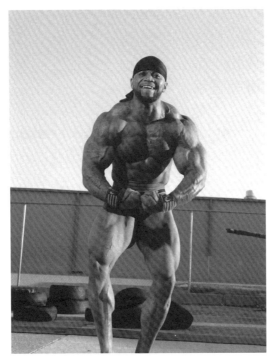

泰勒士・休斯

　　休斯目前是健美選手，當初坐牢的日子讓他從瘦小身形變成現在長毛象般的體態。休斯用了很多非典型和自身體重訓練方法來訓練，他的訓練計畫與眾不同，因為當時監獄的官員不想讓囚犯練得太壯。槓鈴上能裝的重量有限，休斯就用鞋帶綁上啞鈴，掛在槓鈴上，這個非典型的方法使得臥舉時很難平衡槓鈴的重量。

　　只增加槓鈴重量，對於想變強壯的休斯而言還不夠。休斯會在牢房中自製重量，例如把袋子裝滿水、把床墊捲起來，再用報紙當握把來做二頭肌彎舉。

　　休斯的自身體重訓練方法展現了他的聰明，以及不計代價都要變強壯的欲望。休斯的上肢訓練包括在床架上做反手引體向上、用牢房中的槓鈴做二頭肌

彎舉；休斯最喜歡的下肢訓練，是在牢房中蹲下去撿撲克牌的自身體重深蹲（稍後會說明）。這個動作也稱為「麥克・泰森（Mike Tyson）深蹲」，因為這名前重量級冠軍在 Plainfield 監獄時都會做這個動作。

　　休斯在自主訓練的情況下，可以每天如此刻苦訓練，並練出令人匪夷所思的肌力和體型，是因為監獄生活給了他足夠的休息時間，也不必面對外面日常生活的壓力。獄中主要的壓力來源就是要活下去，而休斯設計的訓練計畫相當嚴格，讓他的肌力更強、讓他準備好面對任何情況，自然就更能忍受壓力。

柯瑞・馬修斯（健美選手、牧師）

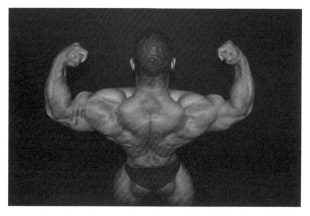

柯瑞・馬修斯

　　馬修斯入獄的時候只有十四歲，是當時獄中最年輕的囚犯。幸運的是，他因緣際會接觸到重量訓練。當時他有個獄友名為凱凱（Kay Kay），負責維持重訓區的和平，而引領馬修斯入門的人就是凱凱，他教導馬修斯訓練的基礎，例如正確的臥舉姿勢。另一名較年長的白人獄友，馬修斯稱他為「強壯公雞（cock strong）」，他不計較種族的差異，幫馬修斯調整訓練計畫。這兩個獄友的幫助，讓年輕的馬修斯學到訓練身體的必要方法，最終得以擺脫犯罪人生。

　　馬修斯認為，監獄重訓之所以很成功，有三個理由。首先，馬修斯說：「關在裡面的時候什麼都不能做，只能休息，重點就是我們有很多休息時間。」雖然有很多次馬修斯都擔心監獄可能會爆發暴動，但他回想當年坐牢的日子，確實是一輩子壓力最小的時候，因此休息和恢復就來得很容易。第二個理由是，

囚犯一天都能吃到三餐。這些餐點雖然不如「健身餐」乾淨，但仍是規律的飲食，可以從販賣部（囚犯稱之為「小店」）買些熱量密集的食物（例如花生奶油）來補充熱量。第三，囚犯只要能訓練就會訓練，因為這是他們的興趣，他們很喜歡訓練，也都很期待訓練。

馬修斯練出來的身形，讓他在獄友之間講話相當有分量。不過，馬修斯特別強調一個任何體型男人都適用的觀念：「你總會有需要自衛的時候，你必須讓別人知道你不好惹。」

詹姆士·卡羅（鼓手、訓練愛好者、保鑣）

卡羅在加州男子監獄服刑時，大部分的訓練都在「只有木製平板凳、很陡的上斜、下斜板凳的沙堆」中進行。除了偶爾會使用唯一的一架深蹲架、老派的腿推機，還有一些老器材以外，多數的認真訓練都使用板凳。即使在如此克難的環境，還是有很多獄友練得很好。卡羅服刑的時候，曾看過有人做到五百磅的臥舉。

卡羅也在沙堆以外的地方見識到紮實的訓練。在洛杉磯郡監獄時，卡羅認識一名叫做「紅哥」的人，紅哥「擁有最巨大、最漂亮的罩子（胸肌）」。紅哥的訓練相當紮實，每天要做一千下伏地挺身，二十五下為一組。在加州男子監獄時，卡羅也認識一個兩百六十磅的獄友，只靠雙槓下推、引體向上、仰臥起坐就練成線條分明的身材。上述兩個例子都說明，利用自身體重也能練出長毛象般的體格。

卡羅親眼目睹紅哥在沙堆中的伏地挺身訓練後，就知道他在坐牢時也能在沒有複雜器械或計畫的情況下得到想要的訓練結果。卡羅下了一個簡潔扼要的結論：「很明顯，做基本訓練就能變巨大。」

除了基本、紮實的訓練以外，卡羅也注意到要練成強壯，有兩個很重要的生活因素。首先，囚犯每天的吃飯和訓練時間都很固定。在卡羅看來，這對訓練非常有利，因為「規律的時程才能讓身體進步」。第二，囚犯之間會彼此競爭，大家都想當老大，因此獄中的睪固酮濃度簡直要滿出來，讓大家都想練得更努力、做得更重。

蓋瑞・法蘭克（健力傳奇、路易斯安那州安哥拉監獄運動教官）

法蘭克是史上最偉大的健力選手之一，相當熱衷於重量訓練，而安哥拉監獄的囚犯很喜歡重量訓練，也讓法蘭克相當開心。法蘭克說：「看到所有人對肌力訓練和重量訓練那麼熟悉……真的很爽。」囚犯之所以對訓練那麼有興趣，就是因為力量是取得尊敬的關鍵，而在獄中，尊敬就是一切。

法蘭克注意到，安哥拉監獄中的囚犯會督促彼此練得更精實、更強壯。不管是在操場跑步，或是在重訓室做臥舉，獄友們會彼此督促，形成一個競爭的環境，讓大家的訓練都相當紮實。

即使身邊沒有其他獄友，囚犯們也會督促自己。法蘭克說，他常常看到關禁閉的囚犯每天做一千個伏地挺身和仰臥起坐。這種訓練方式雖然不符合科學研究中對於休息和恢復的強調，但安哥拉的囚犯證明了這種訓練方式有效。具體而言，法蘭克觀察到透過這種方式，讓囚犯到老都能維持精實的身材。法蘭克說：「有些人明明六十五歲，看起來卻像三十歲。」

安立奎・裴雷茲（私人教練、前美式足球明星球員）

裴雷茲在各個聯邦監獄服刑期間，必須忍受相當不理想的訓練器材。舉例來說，沃斯堡聯邦監獄的訓練器材相當簡陋，許多囚犯必須將就使用不同重量的啞鈴，但他們還是有辦法練出驚人的成果。例如裴雷茲有一個訓練夥伴，反手臥舉可以輕鬆做到六百磅，頸後肩推也能用三百四十五磅輕鬆推很多下。

很多囚犯在沒有補給品、只靠適當休息和健康飲食就練得如此強壯，讓裴雷茲感到相當訝異。不過，他倒是明白這些囚犯如何在這麼短的時間獲得這麼大的進步。例如，裴雷茲注意到許多獄友都有成癮性人格，讓他們對訓練上癮，例如很多人本來吸毒成癮，後來都轉變成訓練習慣。

囚犯對訓練很有興趣的另一個理由，是訓練可以確保獄中的人身安全。裴雷茲說：「放聰明一點，不要去惹巨巨或正在訓練的人。」但訓練的好處不只如此，訓練更能讓你隨時準備好面對突發的打鬥。重量訓練和有氧讓你的身體準備好面對任何挑戰。裴雷茲說，只要你在訓練，就會很強壯，就準備好面對突發狀況了，這點相當重要，因為獄中隨時會發生殘酷的打架事件，而你永遠不知道什麼時候會出事。因此，你不能等遇到了才開始準備，裴雷茲說：「如果你平常就有準備，到時候就不必刻意準備。」

自身體重肌力訓練

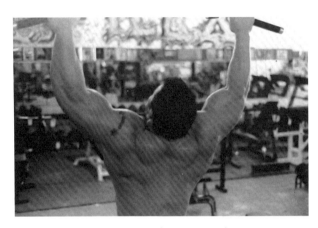

喬許・布萊恩（Josh Bryant）

　　囚犯可能因為很多原因，無法擁有理想的訓練環境。具體而言，囚犯在操場的時間有限、擁有的空間有限，也缺乏訓練器材。以上這些情況，也可能出現在其他人身上，例如時間有限的公司主管、壓力很大的母親、精力耗盡的大學生等等。不過，鐵了心要訓練的囚犯，不會讓這些小狀況阻撓自己邁向強壯。

　　若能使用自身體重作為阻力，你的訓練計畫就不會受阻於這些小小的不便，因為自身體重訓練不限地點，也不需要器材。只要正確執行自身體重訓練，不管是街頭霸王還是週末戰士，都可以大幅提升實用肌力、練出厚實的肩膀、精實的身形，讓他人第一眼就對你肅然起敬，也讓你在社區游泳池吸引更多異性的目光。

　　比起誰都會做的二頭肌彎舉，或是夜間電視廣告最喜歡播送的健身器材廣告，自身體重訓練的好處非常多。例如，一般認為自身體重動作都屬於封閉式動力鏈動作。在監獄的術語中，封閉式動力鏈動作指的是「你」在移動；而開放式動力鏈動作則指「重量」在移動。臥舉就是一個開放式動作，因為你用力

讓「重量」上下移動；而伏地挺身則屬於封閉式動作，因為你用力讓「身體」上下移動。

封閉式動作更有效且安全，因為能夠建立功能性肌力，且對身體的壓力比較小。封閉式動作能夠建立功能性肌力，因為可訓練身體移動自己本身的重量，這是幾乎所有真實世界活動的先決條件，無論是從沙發上起來，或是進行肝臟攻擊都一樣。一般認為封閉式動作比較安全，因為關節的動作型態取決於個別身體結構，可以達到更自然的動作範圍，避免對關節施加過多壓力，並讓肌肉來執行動作。在自然動作範圍的情況下，關節受傷機率較低，也更有利於肌肉生長。

除此之外，大多自身體重動作都屬於複合式動作，也就是同時啟動許多肌群的多關節動作。比起小肌群孤立式動作，大肌群多關節動作能帶來更多的肌肉生長，也能讓身體分泌更多合成型荷爾蒙，這些荷爾蒙對於肌力成長、性慾提升、改善臉部輪廓都非常重要。

有了自身體重肌力訓練方法以後，沒錢或沒器材不再是達不到健身目標的藉口。唯一的藉口就是你不夠想要！了解監獄重訓的自身體重動作之後，你就是自己健身之路的主人和指揮官。

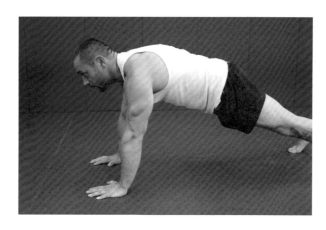

泰森・孟德斯（Tyson Mendes），出處：Sky View Projects

////// 伏地挺身 //////

惡名昭彰、英國最危險的罪犯查爾斯・布朗森（Charles Bronson）最喜歡的動作就是伏地挺身。伏地挺身可以訓練胸部、肩膀、手臂後側（也就是實驗

室怪咖們講的肱三頭肌）的肌力、肌肉量，以及肌耐力。臥舉需要龐大且昂貴的設備，伏地挺身則不需要，而且迫使你使用核心肌群來穩定身體，因為你必須移動自身體重。因此，比起許多傳統胸部訓練動作，伏地挺身對於核心肌群有更多的刺激。

以下是伏地挺身的一些變化動作，對於訓練功能性肌力非常有效，也能讓你在排隊取餐的時候順利擠向前，或是在週年慶現場擠過那些猖獗的混蛋。

一般伏地挺身：還記得中學體育課做過這個動作嗎？顧名思義，這個動作的要領在於把背打直、手掌平貼在地，並做到完整的動作範圍。

鑽石伏地挺身：主要訓練內側的胸肌和手臂後側（肱三頭肌）。兩隻手的大拇指和食指在地上擺成鑽石的形狀。不過請注意，如果這個動作會導致手肘疼痛，請改用傳統的窄距伏地挺身。

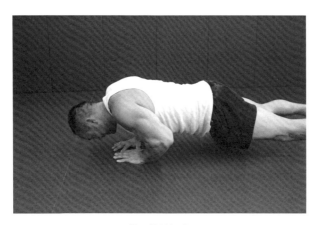

鑽石伏地挺身

寬距伏地挺身：讓雙手的距離大於肩寬，讓你的三角肌和胸大肌獲得最好的訓練。請注意，如果肩膀曾經受傷，應避免這個動作。

指節伏地挺身：老派綜合格鬥選手肯・山姆洛克（Ken Shamrock）曾說：「指節伏地挺身讓你的拳頭更有殺傷力。」如果你讓握緊的雙拳水平置於地上（雙手大拇指指向彼此），你的伏地挺身動作就更能模仿出拳的動作。

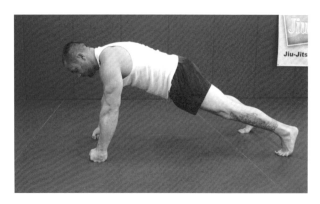

指節伏地挺身

拍手伏地挺身：下降過程和一般伏地挺身一樣，但要以爆發的方式推上來拍手。這個變化動作可以訓練爆發力，效果可遷移至監獄操場鬥毆，或是在吃飯時快速離開討厭的前任情人。

爆發伏地挺身：如果你剛剛接觸監獄重訓，可能還無法執行拍手伏地挺身。可以先從爆發伏地挺身開始，起始姿勢和傳統伏地挺身一樣，慢慢往下，然後以爆發的方式往上推，讓雙手離地。

印度伏地挺身：十九世紀的印度角力冠軍和二十世紀的日本超級霸王都會做印度伏地挺身，這個動作體現了功能性戰鬥肌力。起始位置是雙腳張開、屁股頂到空中、頭向下、雙手與肩同寬。在這個姿勢讓身體往下降，然後在推上來的同時把頭往上抬，眼睛看天花板，接著回到起始位置再重複動作。記住動作全程要將手肘收好。

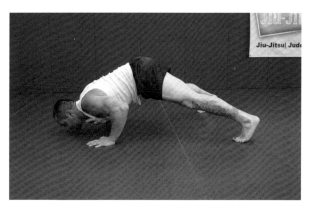

印度伏地挺身

手指伏地挺身：忘掉功夫握力吧，這個動作可以練出惡漢握力。動作和一般伏地挺身一樣，只是接觸地面的只有你的手指。

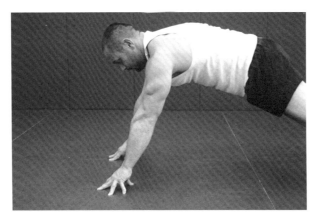

手指伏地挺身

下斜（墊高）伏地挺身：動作執行方式為雙手手掌放在地上，雙腳放在墊高的表面，例如椅子或床鋪，可訓練下胸。下斜的角度越大，胸部的訓練就會越多，因為對抗的體重比例會增加。重量訓練的下斜臥舉比傳統臥舉還要容易，但下斜伏地挺身比傳統伏地挺身更為困難、進階。

上斜伏地挺身：動作執行方式為雙腳放在地上，雙手放在墊高的表面，可訓練上胸。重量訓練的上斜臥舉比傳統臥舉更困難，但上斜伏地挺身則比傳統伏地挺身容易。上斜的角度越大，做起來就會越容易。如果你不太能夠執行傳統伏地挺身，上斜伏地挺身會是你進步的好選擇。

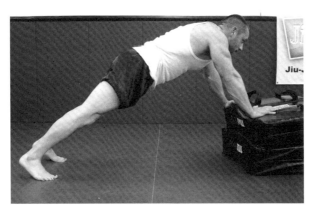

上斜伏地挺身

　　赤字伏地挺身：通常都用三張椅子來執行，但也可以用一張床或兩疊獄友拿來殺時間的書。不管使用什麼工具，記得將表面墊高到大致相同的高度，把雙腳一起放在其中一個墊高表面，雙手則放在另外兩個墊高表面，並與肩同寬。動作下降階段時，胸部高度要低於墊高的表面，只要能將背部打直，這個位置就有相當好的伸展效果，也能強化核心肌群。對於有健力背景的人而言，這種伏地挺身可訓練臥舉上推階段的起始力量。但是請注意，若肩膀曾經受傷，應避免這個動作。

　　撲克牌大挑戰：撲克牌大挑戰是街頭霸王和監獄硬漢的最愛，也是撲克牌除了梭哈以外的一項妙用。拿一副五十二張的牌來洗牌，讓你猜不到下一張牌是什麼。翻開第一張牌，上面的數字是多少，就做多少下伏地挺身。如果是數字牌，就按照上面的數字做；如果是圖片牌（J、Q、K）就做十下；如果是 A 就做十一下。全部完成後，你將完成三百八十下伏地挺身。撲克牌大挑戰的新手可嘗試在十五分鐘以內完成整副牌。

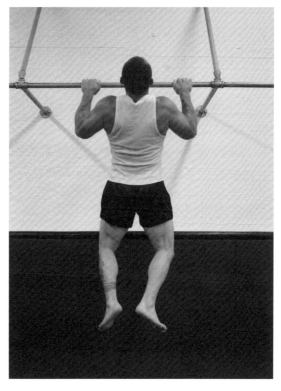

泰森・孟德斯（Tyson Mendes），出處：Sky View Projects

///// 引體向上 /////

很多想練背的健身房粉嫩小老鼠都會去使用滑輪下拉以及彈力繩，但要練成到三角的背肌，最好的動作是引體向上。引體向上能訓練出厚實的上背部和肩膀，讓你進出門的時候會撞到側牆，甚至連最單調的西裝外套也能撐得起來。除了讓你更好看之外，引體向上也可以訓練功能性肌力，讓你在真實世界受益無窮，讓你從扭打到攀爬企業階梯都更為順利。

囚犯會使用所有能用的工具來做引體向上，包括鐵柵欄，甚至是牆壁上小小的縫隙。對外面的人來說，任何橫槓都可以做引體向上，公園、操場、健身房、工廠、海軍船艦等地方都能找到。如果你沒有橫槓可以用，就試著發揮創意。

舉例來說，如果你住飯店的話，浴室門就可以拿來用。把門稍微打開，將毛巾放在地毯和浴室門底部中間的空間，將門固定住，這樣一來你就可以抓著門的最上方來做引體向上。但體型較龐大的男生要注意，如果拉太大力，可能會把門整個拆下來。

以下是最常見的引體向上變化動作，以及一些非典型的動作。

引體向上：經典引體向上的執行方式是雙手手掌握槓，並且面對身體的反方向。動作底部要將雙臂伸直，然後將身體往上拉、夾背、把胸打開，並讓下巴超過橫槓，然後再回到起始位置。

反手引體向上：與引體向上幾乎一樣，唯一的差別是要讓手掌面對自己。這個小差異會讓肱二頭肌這個吸引注意、撐爆衣服的肌肉獲得更多的訓練。如果自身體重肱二頭肌訓練是一份牛排套餐，反手引體向上就是最重要的菲力牛排。

正反握引體向上：一隻手掌面對自己、另一隻面對反方向，往上拉讓下巴超過橫槓。正反握的好處在於模仿扭打時最常用的抓握法，在多數徒手搏擊的情況都會使用。

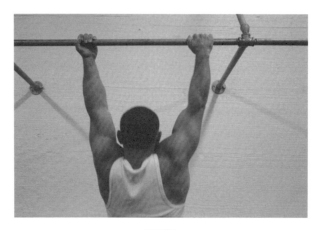

正反握

魔鬼司令引體向上：用握球棒的方式握槓，將身體沿著耳朵往上拉，直到槓碰到你一邊的斜方肌，然後再換邊。

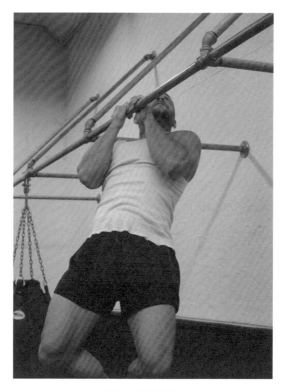

魔鬼司令引體向上

三角形引體向上：用傳統引體向上的握法，將身體斜向往左手的方向拉上去，直到下巴超過橫槓，接著維持下巴超過橫槓，將身體往右手的方向移動，然後再斜向讓身體下降，回到起始位置，完成一個指向下方的三角形。三角形引體向上的好處之一，就是增加背部肌肉處在壓力下的時間。

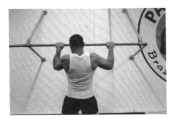 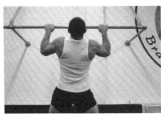 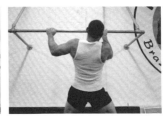

三角形引體向上

　　大力士反手引體向上：監獄重訓系統獨創，利用漸進動作來練出魔鬼般的結（肱二頭肌）。往上拉讓下巴超過橫槓，撐兩秒鐘，然後下降到一半，撐兩秒鐘，接著重複動作，完成預計的次數。動作的底部應讓雙手完全延伸。

///// 金字塔 /////

　　要練出街頭霸王、競技運動員、甚至上班族都認為有用的強壯背部，就要使用這個一百下的引體向上訓練方式。

　　達成一百下引體向上的一個好方法就是使用金字塔。從一下開始，接著兩下，一路遞增做到十下，然後再遞減回一下。如果十下的金字塔太困難，你可以自行選擇數字。如果你的金字塔總數能夠超過一百下，就能練成強壯的背部，成為操場之王、公司影印室的老大，或是下次泳池派對最受矚目的男人。

　　就算你身邊有滑輪下拉機可以使用，也不要自欺欺人，認為它和各種引體向上會有一樣的效果。引體向上和反手引體向上的好處包括：

- 引體向上屬於封閉動力鏈動作。
- 引體向上訓練的肌群比器械更多。
- 許多健身專家和大師都同意，比起其他腹部訓練動作，引體向上對於腹肌的刺激更多。

- 引體向上是上背部訓練之王。
- 特種部隊等菁英組織都以引體向上作為檢測標準。
- 反手引體向上是肱二頭肌生長的催化劑！
- 你可以看看體操選手等運動員的背部訓練方式，他們都會用引體向上以及變化動作，作為上背部訓練的主要方式。
- 如果你沒有用助握帶（你也不該使用），引體向上可以訓練握力！
- 引體向上迫使你對抗自身體重，這點在多數運動都至關重要！

//// 額外訓練 ////
（雙槓下推、倒立伏地挺身、肱三頭肌伸展）

　　伏地挺身和引體向上就能讓你的上半身得到完整的訓練，但不表示應該忽略自身體重輔助動作。這些動作可以提升你的整體肌力，也可提升特定部位的肌肉量和肌力。

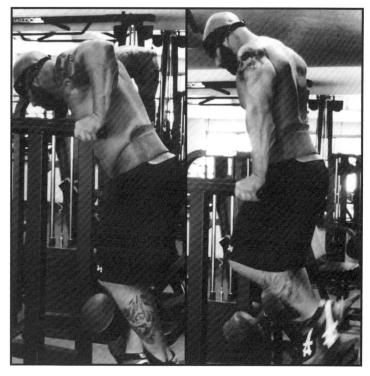

布萊恩．史考特（Brian Scott）

雙槓下推：傳統上會使用雙槓，但囚犯則使用床，或是兩疊書來做，其實任何可以把手放上去的穩定表面都可以做雙槓下推。讓身體往下，直到手肘達到九十度，然後往上推到雙手完全伸直。若將上半身前傾，對於胸部和前三角會有更大的刺激；若將背打直，則對肱三頭肌有更大的刺激。執行傳統雙槓下推時雙腳會懸空，而變化版本則可讓腳放在地上，或是放在椅子、板凳等較高的地方，以提高難度。雙槓下推的執行方式相當彈性，讓囚犯在狹小的空間也能練個十幾二十年，出差的業務也能在路上練個七到十天。

倒立伏地挺身：監獄重訓和功能性力量的最佳展現，莫過於堅硬如大理石板的肩膀。不需額外重量的倒立伏地挺身，是練出這種肩膀的最佳方式。以下是動作的步驟：讓頭頂靠近牆壁底部，將雙手放在頭旁邊，手指指向牆壁，然後將雙腳踢向空中直到雙腳碰到牆壁。從這個倒立姿勢來執行伏地挺身。

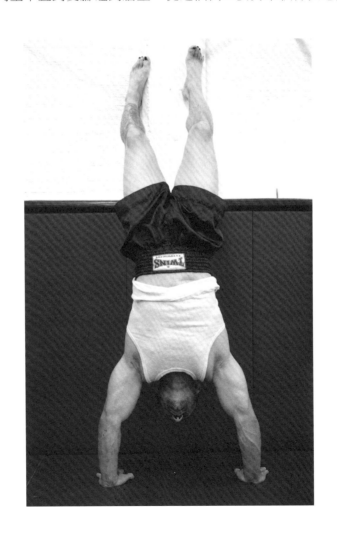

　　肱三頭肌伸展：許多更生人都說，他們這輩子看過最粗壯的手臂後側，都出現在監獄的階梯上。肱三頭肌伸展是一個自身體重動作，可以讓手臂後側煉成馬蹄狀，撐爆囚服、工作服，或是 polo 衫。囚犯會用床尾的鐵條來做這個動作，而市中心的自身體重訓練愛好者則會在運動場做。不管使用什麼工具，這個動作的基本機制都一樣。在軀幹中段的位置抓著一條橫槓，用額頭抵著槓，然後把腳往後走，直到身體呈現傾斜角度，再將彎曲的手肘推到完全伸直。若要增加動作難度，可將雙腳走得更遠。

///// 下半身 /////

　　喜歡炫耀、只在乎外型的人常常忽略下半身，但真正想練成強壯的人都知道下半身很重要，就像一棵強壯的樹必須有堅實的根。下半身的訓練不一定要在健身房做，也不一定要使用蹲舉架。

　　印度深蹲：幾個世紀以來一直是印度角力高手的訓練動作，可練出厚實的大腿。動作執行的方式是，雙腳與肩同寬，腳跟抬起來，再慢慢往下蹲。請注意用肌肉來控制動作，不要靠重力把你帶下去。要蹲到臀部比膝蓋更低，但不要讓膝蓋超過腳尖太多，否則會有受傷風險。蹲到底部以後，再用有控制的速度回到起始位置。另一個要點是離心階段（向下）時吸氣，向心階段（向上）時吐氣。印度深蹲的另一個版本稱為「囚徒深蹲」，差別在於囚徒深蹲時要雙手交叉放在頭後面，就像準備接受槍決的犯人，而且雙腳都要平穩貼在地上。

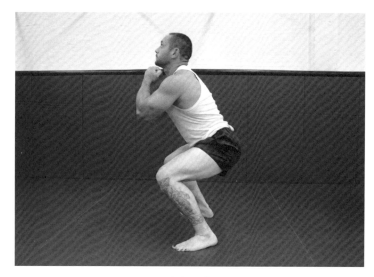

印度深蹲

深蹲跳：動作和印度深蹲差不多，差別在於深蹲到底後，要用爆發力往上跳。這個動作可以訓練爆發力，而如果做比較多下，則可以訓練爆發肌耐力。

槍式深蹲：有時稱為單腳深蹲，執行方式是把一隻腳伸直往前，盡可能打直，再用另一隻腳深蹲。這個動作除了肌力之外，也可以訓練平衡感。

抬膝跳：微蹲到四分之一蹲的位置，把雙臂推至身體後方，接著做反向動作，往上擺臂同時盡可能跳高，跳起來後盡量讓膝蓋拉近胸口，並以四分之一蹲的姿勢落地以吸收衝擊，降低潛在的膝蓋壓力，並注意膝蓋不要超過腳尖。回到站姿後，可以很快多做幾次，在沒有專門器材的情況下也能做到有效的增強式訓練。請注意，如果膝蓋曾經受傷，請避免這個動作。

弓箭步：弓箭步是徒手搏擊時相當好用的動作，很類似角力擒抱動作的機制，也很像站立技轉移至寢技的動作，對於訓練外型和肌力都非常有效。傳統弓箭步的做法是雙腳與肩同寬，將一隻腳往前踏，膝蓋彎曲，然後回到起始位置，再跨出另一隻腳。為了減低受傷風險，動作過程中需注意要把背打直、眼睛看前面，不讓前腳膝蓋超過腳趾。

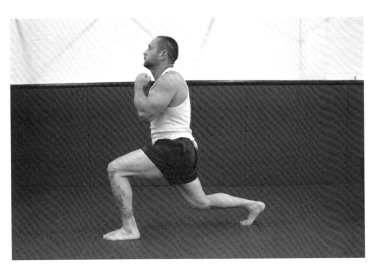

弓箭步

後弓箭步：與傳統弓箭步一樣，差別只在於要往後跨，這樣更能訓練到臀大肌，也就是囚犯所謂的「屁屁」。

側弓箭步：往側向踏的弓箭步，可訓練大腿內側和內收肌群。

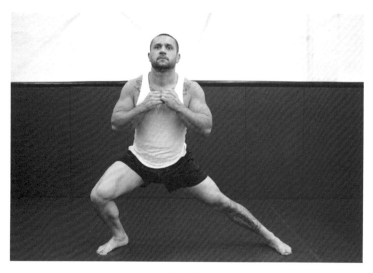

側弓箭步

弓箭跳步：是傳統弓箭步的動態版，可以訓練爆發力，做動作時要將前腳跳回起始位置。

提踵：雖然外型對強壯而言不是很重要，但提踵還是可以練出讓連鎖健身房私人教練羨慕的小腿。動作執行方式是穩定身體，把手放在不會移動的物體上，例如牆壁或體重三百磅獄友的肩膀上，接著踮腳把身體拉高。隨著肌力進步，就可以漸漸使用更少的腳趾，最後的目標是只用大腳趾來做提踵。

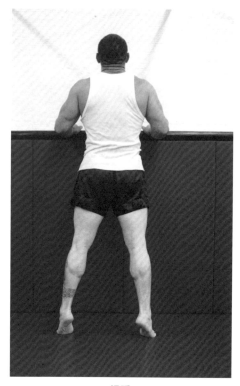

提踵

靠牆坐：監獄中最不缺的就是時間，不如善用時間訓練下半身等長肌力，方法是背靠牆、向下蹲，想像坐在一張隱形的椅子。膝蓋來到適當的角度後，在這個位置撐住，訓練腿部肌耐力。如果要進階版本，可以讓腳趾離地，或讓腳跟離地。

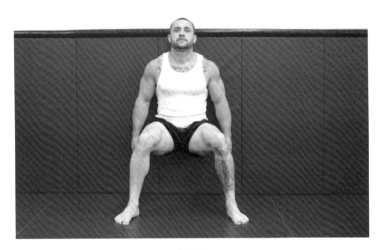

靠牆坐

////// 泰森深蹲訓練 //////

　　麥克‧泰森坐了三年牢之後，帶著更巨的身材回到拳擊場。除了撐爆衣服的二頭肌還有可以撞壞側牆的肩膀以外，泰森的大腿（科學仔所謂的股四頭肌和腿後肌）也比以前強壯許多。據說泰森為了訓練出強壯的大腿，在監獄中執行以下的腿部訓練：

　　把十張卡放在地上，彼此間隔二至四吋。蹲下去撿起第一張卡，然後移動到第二張卡上，將第一張卡放到第二張卡上，之後再蹲兩下分別撿起第一張卡和第二張卡，然後再移動到第三張卡，蹲兩下分別把兩張卡疊在第三張卡上，再蹲三下撿起三張卡，然後移動到第四張卡，以此類推，撿完十張卡後你將完成一百下深蹲。隨著肌力和耐力提升，可以增加卡片數量。

///// 核心 /////

核心不只在皮拉提斯有用，訓練核心肌力對任何訓練計畫都很重要，因為核心能夠連結上肢與下肢的肌力，也能保護身體不易因外力而受傷。真正核心訓練的殘酷真相，就是要以保護內臟不因鈍器攻擊而受傷，以及盡量減少銳利武器帶來的傷害為目標。晚上電視廣告的產品和那些花俏的訓練花招，就留給那些妄想回到高中時期身材的地方家庭主婦吧。你要記得的是，監獄重訓核心訓練是鍛鍊身體真正力量的最好方法之一。當然，我們的訓練目標是提升功能性肌力，但也能讓你減去一些贅肉，並雕塑腹部。

健身界對於核心訓練的重視，可能可以追溯至東尼・蕾托（Tony Little）惡名昭彰的銷售策略，但有些人的腹部訓練還是永遠只會做捲腹。這種短視近利方法的其中一個壞處，就是會給你的姿勢帶來不良影響。為了強化前面、後面、側面等各角度的核心肌力，監獄重訓核心訓練包含了多種核心強化動作。

懸吊舉腿（抬膝）：跳上去抓住單槓，吊著等到身體靜止不動，伸展闊背肌和腹肌的時候，要確保雙手伸直，接著用有控制的節奏彎曲膝蓋（兩秒上、兩秒下），將膝蓋拉至胸口，再回到起始位置。懸吊舉腿除了訓練核心，也能強化背部肌肉和握力。

懸吊舉腿（腹外斜肌）：吊在單槓上，身體不動，接著將膝蓋緩緩彎曲至左邊或右邊，越高越好。記得要從底部開始用軀幹的力量將雙腿彎上來，不要用力甩動膝蓋。膝蓋拉到最高點後，稍微擠壓你的下腹部和側腹部，接著用有控制的節奏換邊。記得不要依靠慣性，這個動作的關鍵是讓腹肌來用力。

懸吊舉腿（直腿）：動作和抬膝舉腿一樣，但要將雙腳伸直，用有控制的節奏將雙腳拉到肚子的高度，讓雙腳與軀幹呈九十度，再慢慢回到起始位置。

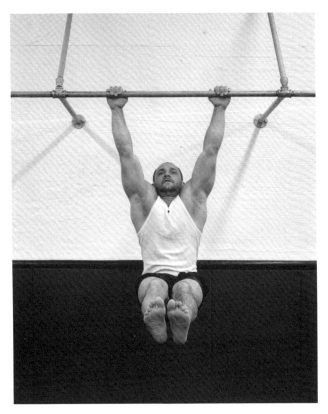

懸吊舉腿

　　懸吊舉腿（腳抬往單槓）：這是直腿懸吊舉腿的進階版，在雙腳來到肚子高度後要繼續往上抬，直到雙腳碰到單槓，記得在舉腿和放腿的過程中都要放慢且控制節奏。

　　雨刷舉腿：這大概是舉腿系列最困難的變化動作。懸吊在單槓上，將腳往上拉，讓腳碰到單槓。在這個位置，將伸直的腳左右交叉，動作就像雨刷一樣。這個動作包括等長收縮，可以提升身體接受打擊的能力，也有旋轉的成分，可訓練身體扭轉動作的力量，對於許多攻擊和擒拿動作都很有幫助。除此之外，也能雕塑腹外斜肌，並有效減去腰內肉。

　　捲腹：就和體育課做過的動作一樣，將雙手放在耳朵旁或交叉放在胸口，雙腳交叉並抬離地面，這就是起始位置。接下來在執行動作時，應以這個起始位置為中心，並將最大的張力維持在腹部。

　　腳踏車：起始位置與捲腹一樣，然後輪流用手肘碰到對側膝蓋。

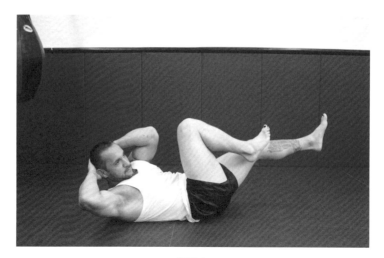

腳踏車

打水踢：躺在地上，把頭抬離地面，將雙腳抬離地面六吋高，並將雙手放在屁股下方，接著將雙腳交替舉起。這個動作可以訓練下腹部和髖屈肌群。

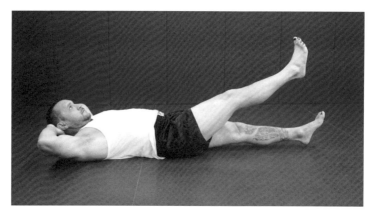

打水踢

剪刀腳：起始位置與打水踢一樣，接著讓雙腳輪流上下交叉。

摸腳踝：將腳跟放在地上，背平放在地上，接著用手去摸腳踝。這個動作可以訓練上腹部。

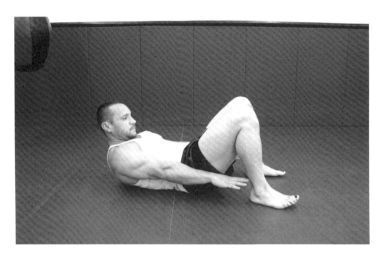

摸腳踝

交替摸腳踝：交替碰觸兩邊腳踝，可訓練腹外斜肌。

棒式：棒式對於訓練者有非常多好處，是一個可以強化核心，同時訓練全身等長肌力的靜態動作。執行的時候，要將全身重量平均分配在前臂和腳趾之間，並專心把腹部繃緊。

側棒式：這個動作可以訓練腹外斜肌，將身體重量放在一隻手的前臂和同側的腳掌側邊，另一隻腳則疊在著地腳的上方；沒有著地的手可以放在髖關節處，或伸直往上舉。

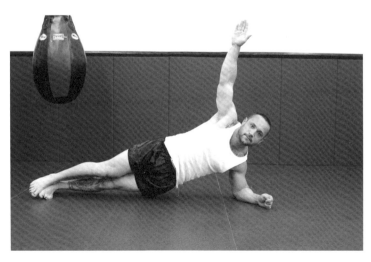

側棒式

肘掌棒式：這個動作是傳統棒式的動態與進階版。先來到傳統棒式的起始位置，然後一次將一隻手的手掌貼地，來到伏地挺身的位置。來到伏地挺身的起始位置後，再一次一隻手回到棒式的起始位置。這個動作可訓練核心、上肢、下肢的肌力。

燃燒一百：有一個好方法可以追蹤你在監獄重訓之路的進度，就是「燃燒一百」。前七個動作都做十下，而最後三個動作則數十秒，目標是總數達到一百。燃燒一百的首要目標是逐漸增加動作反覆次數和時間，直到最後達到一千。

自身體重訓練的循序漸進

即使你對監獄重訓很不熟悉，現在也無法完成以上提到的訓練動作，我們也提供你一些循序漸進的選擇。以下的動作可讓你認識自身體重訓練的好處，有循序漸進的步驟和小步驟。完成所有小步驟之後，就可以進到下一個步驟。如果要進階，你至少需要完成一個完整訓練，當然全部二十個都完成也可以。無論如何，請跟著監獄重訓的腳步，就能持續進步。

///// 漸進至引體向上、反手引體向上 /////

步驟一

用單槓做反手引體向上／引體向上（屈膝）──水平划船／反式划船。

- 漸進 1：2 組 5 下
- 漸進 2：3 組 8 下
- 漸進 3：3 組 12 下
- 漸進 4：3 組 10 下（離心階段持續 5 秒，然後快速往上拉）

進到步驟二！

用單槓做反手引體向上／引體向上（腳伸直）──水平划船。

- 漸進 1：2 組 5 下
- 漸進 2：3 組 8 下
- 漸進 3：3 組 12 下
- 漸進 4：3 組 10 下（離心階段持續 5 秒，然後快速往上拉）

進到步驟三！

懸吊彎臂。

漸進 1：3 組懸吊彎臂 12 秒、3 組 12 下反式划船
漸進 2：3 組懸吊彎臂 21 秒、3 組 12 下反式划船（離心階段持續 3 秒）
漸進 3：2 組懸吊彎臂 30 秒、3 組 12 下反式划船（離心階段持續 5 秒）

進到步驟四！

離心反手引體向上／引體向上。

- 漸進 1：彈力帶輔助反手引體向上 3 組 3 下、離心反手引體向上（用跳的把自自己拉上去，然後用 5 秒的時間下放至手伸直）3 組 4 下
- 漸進 2：彈力帶輔助反手引體向上 4 組 4 下、離心反手引體向上（用跳的把自自己拉上去，然後用 7 秒的時間下放至手伸直）3 組 4 下
- 漸進 3：彈力帶輔助反手引體向上 5 組 5 下、離心反手引體向上（用跳的把自自己拉上去，然後用 8 秒的時間下放至手伸直）3 組 4 下

　　現在你已經準備好做正式的引體向上／反手引體向上。引體向上使用雙正握（手掌朝前），反手引體向上則是反握（手掌朝自己）。如果你要做反手引體向上，就用反手來做上述的動作；要做引體向上的話，就用正手。我們建議先把反手引體向上做好再做引體向上，因為引體向上比較困難。

////// 進階至單手引體向上、單手反手引體向上 //////

把引體向上／反手引體向上做好之後，你就可以進階到單手動作。把一條彈力帶掛在單槓上，一隻手握彈力帶、另一手握單槓，將自己拉上去。如果覺得簡單，就把握彈力帶那隻手再往下一些，讓輔助變少。另一種變化是進階至單手引體向上（就像洛基一樣），一手握著拉單槓那隻手的手腕。如果覺得簡單，就把下面那隻手往下移至前臂。

////// 漸進至槍式深蹲 //////

步驟一

先用一個箱子來做槍式深蹲（和箱上蹲一樣屁股碰到箱子），下一組將一隻腳往前伸直，再用另一隻腳蹲下去。

- 漸進 1：四分之一蹲 2 組 10 下（兩腳都做）／兩種方法都做
- 漸進 2：二分之一蹲 2 組 8 下（兩腳都做）／兩種方法都做
- 漸進 3：三分之二蹲 2 組 7 下（兩腳都做）／兩種方法都做
- 漸進 4：四分之三蹲 2 組 6 下（兩腳都做）／兩種方法都做
- 漸進 5：八分之七蹲 2 組 6 下（兩腳都做）／兩種方法都做
- 漸進 6：全蹲 2 組 6 下（兩腳都做）／兩種方法都做

進到步驟二！

將彈力帶綁在蹲舉架上，做動作時抓著彈力帶，以增加穩定性。

- 漸進 1：二分之一蹲 2 組 8 下（兩腳都做）
- 漸進 2：四分之三蹲 2 組 8 下（兩腳都做）
- 漸進 3：全蹲 2 組 6 下（兩腳都做）
- 漸進 4：隨著動作越來越輕鬆，使用的彈力帶可以越來越細

進到步驟三！

可以做槍式深蹲了！

///// 漸進至伏地挺身 /////

步驟一

手掌貼牆做伏地挺身，雙腳靠近牆壁。

- 漸進 1：2 組 10 下
- 漸進 2：2 組 15 下
- 漸進 3：2 組 10 下（離心階段 5 秒）

進到步驟二！

手掌貼牆做伏地挺身，雙腳稍微遠離牆壁。

- 漸進 1：2 組 10 下
- 漸進 2：2 組 15 下
- 漸進 3：2 組 10 下（離心階段 5 秒）

進到步驟三！

雙膝跪地做跪姿伏地挺身。

- 漸進 1：2 組 10 下
- 漸進 2：2 組 15 下
- 漸進 3：2 組 10 下（離心階段 5 秒）

進到步驟四！

跪姿伏地挺身，雙膝跪地但腳掌離地。

- 漸進 1：2 組 10 下
- 漸進 2：2 組 15 下
- 漸進 3：2 組 10 下（離心階段 5 秒）

可以做真的伏地挺身了！

///// 漸進至倒立肩推 /////

步驟一

先來到下犬式（一種瑜伽姿勢，以監獄的術語來說，就是臉朝下、屁股朝上，手掌和腳掌都貼地），頭會在肩膀中間，將頭往地板的方向推，頭碰地後再推上來。

- 漸進 1：2 組 10 下
- 漸進 2：2 組 15 下
- 漸進 3：2 組 10 下（離心階段 5 秒）

進到步驟二！

開始用小跳箱把雙腳墊高，一樣讓頭在肩膀中間，將頭往地板的方向推，頭碰地後再推上來。
- 漸進 1：2 組 10 下
- 漸進 2：2 組 15 下
- 漸進 3：2 組 10 下（離心階段 5 秒）

進到步驟三！

用更高的跳箱來把腳墊高。

- 漸進 1：2 組 10 下
- 漸進 2：2 組 15 下
- 漸進 3：2 組 10 下（離心階段 5 秒）

進到步驟四！

可以做真正的倒立肩推了！最能夠代表監獄重訓的倒立肩推！

///// 漸進至單手伏地挺身 /////

首先你當然必須能夠完成一般的伏地挺身！

步驟一

單手貼牆伏地挺身，雙腳靠近牆壁。

- 漸進 1：2 組 10 下（兩手都做）
- 漸進 2：2 組 15 下（兩手都做）
- 漸進 3：2 組 10 下（離心階段 5 秒）（兩手都做）

進到步驟二！

單手貼牆伏地挺身，雙腳稍微遠離牆壁。

- 漸進 1：2 組 10 下（兩手都做）
- 漸進 2：2 組 15 下（兩手都做）
- 漸進 3：2 組 10 下（離心階段 5 秒）（兩手都做）

進到步驟三！

跪姿單手伏地挺身，膝蓋與雙腳都放地上。

- 漸進 1：2 組 10 下（兩手都做）
- 漸進 2：2 組 15 下（兩手都做）
- 漸進 3：2 組 10 下（離心階段 5 秒）（兩手都做）

進到步驟四！

跪姿單手伏地挺身，膝蓋放在地上，雙腳離地。

- 漸進 1：2 組 10 下（兩手都做）
- 漸進 2：2 組 15 下（兩手都做）
- 漸進 3：2 組 10 下（離心階段 5 秒）（兩手都做）

進到步驟五！

一隻手放在箱子或任一物體上（藥球是很好的選擇），另一隻手放在地上做單手伏地挺身。

- 漸進 1：2 組 10 下（兩手都做）
- 漸進 2：2 組 15 下（兩手都做）
- 漸進 3：2 組 10 下（離心階段 5 秒）（兩手都做）

進到步驟六！

將彈力帶綁在深蹲架，走到深蹲架中，將彈力帶圍繞在胸口，利用彈力帶的輔助做單手伏地挺身。

- 漸進 1：2 組 10 下（兩手都做）
- 漸進 2：2 組 15 下（兩手都做）
- 漸進 3：2 組 10 下（離心階段 5 秒）（兩手都做）

進到步驟七！

可以做真正的單手伏地挺身了！

///// 訓練方法 /////

監獄方法（反向金字塔）：任何自身體重動作都可以用監獄方法，也就是使用遞減反覆次數。舉例來說，監獄二十總共有 210 個反覆次數，其中第一組做 20 下、第二組做 19 下、第三組做 18 下，以此類推。監獄三十總共有 465 個反覆次數。每做完一組動作後，走路 16 呎（在牢房來回各走 8 呎）。

華雷斯山谷方法（Juarez Valley Method）：和監獄方法一樣，任何自身體重動作都可以用華雷斯山谷方法，不一樣的地方在於此方法會交替使用遞增和遞減組。奇數組數使用遞減組，偶數組數使用遞增組，過程中次數就會交會！華雷斯山谷二十的執行方式如下：

- 第一組：20 下
- 第二組：1 下
- 第三組：19 下
- 第四組：2 下
- 第五組：18 下
- 第六組：3 下
- 第七組：17 下

- 第八組：4 下
- 第九組：16 下
- 第十組：5 下
- 第十一組：15 下
- 第十二組：6 下
- 第十三組：14 下
- 第十四組：7 下
- 第十五組：13 下
- 第十六組：8 下
- 第十七組：12 下
- 第十八組：9 下
- 第十九組：11 下
- 第二十組：10 下

有些人認為監獄方法一開始難度太高，最後卻太簡單；但華雷斯山谷方法則從頭到尾維持穩定難度。

總反覆次數方法：與以上兩種方法類似，任何自身體重動作也適用此方法，不過會用最少組數完成指定的總反覆次數。以下是使用總反覆次數方法的 100 下引體向上：

- 第一組：15 下
- 第二組：12 下
- 第三組：11 下
- 第四組：10 下
- 第五組：10 下
- 第六組：9 下
- 第七組：8 下
- 第八組：7 下
- 第九組：7 下
- 第十組：6 下
- 第十一組：5 下

增加強度以持續進步

先前提過，漸進式超負荷讓囚犯變得更強壯。要增加訓練強度，就必須增加次數、組數、縮短組間休息、增加額外重量、提高訓練頻率。如果訓練沒有漸進式超負荷，頂多只能維持，但更有可能退步。練身體就像逆水行舟，不進則退，進步才是明確的選擇。

其實概念很簡單：如果你一直使用相同的次數、組數、頻率、訓練負荷、訓練方法，你的表現只會維持或者退步！

為什麼會這樣呢？答案很簡單：你的身體會對訓練產生適應，因此我們必須持續增加強度，讓自己更強壯，準備好面對任何突發狀況。

不過也要記得，訓練並不是越多越好，而是要逐漸超負荷。所以，不要一開始就每天做三千下印度深蹲，因為一段時間的超強度訓練，必須有一段較低強度訓練來平衡（也稱為降負荷）。你必須有動態恢復期，有時候將一天的訓練強度降低，有時候甚至要一整週；有時候會使用整體負荷的百分之五十至七十左右，有時候則可能在院子輕鬆走路三十分鐘。

另外，請記得用進廢退！如果你現在開始很努力訓練，但休息一個月，你絕對得不到滿意的結果。監獄重訓漸進的基石，就是努力且持續的訓練。

PART

5

波比

波比很久以來都是囚犯的最愛,但在此之前,波比早已在二次大戰時大量使用,以評估當代軍人的肌力、耐力、敏捷度。波比對所有人都很有價值,因為它特殊的動作型態和關節角度,讓訓練者可使用幾乎全身的肌肉。

稍微從科學的角度來看,由於波比牽涉的肌肉和動作很多,因此可歸類為複合式多關節動作,比起啞鈴二頭肌彎舉等孤立式動作,可刺激更多睪固酮分泌。睪固酮分泌增加,可提升肌肉量、降低體脂肪。一般而言,波比會以多組或間歇的方式進行,減脂效果優於傳統有氧訓練。提升波比間歇訓練的強度,可提升有氧效果。

除了肌肉生長和減脂以外,波比屬於功能性訓練,全身的肌肉和關節幾乎都會參與,讓中樞神經系統與主要肌群協同運作,使得任何需要多樣動作型態和關節活動的運動,都能提升表現。動作型態表現和關節活動提升後,各種活動也都會進步,無論是綜合格鬥或幫漂亮女同學搬行李都一樣。

///// 什麼是波比? /////

如果波比那麼好,為什麼沒有很多人做呢?原因很簡單,因為你做波比的話,別人就賺不到錢了。做波比跳不需要新穎的器材、不用請有名的私人教練,也不必加入豪華健身俱樂部,只需要你的身體和一點點空間就可以。重點就是,做波比唯一受益的人就是你,這點和許多其他健身潮流和計畫很不一樣。初始的波比有四個步驟,但從一九四〇年代以來,發展出各式各樣的變化。因此,初始的波比現在稱為「四拍波比」。

///// 執行四拍波比 /////

從站姿開始：

- **第一拍**：來到深蹲姿勢，雙手手掌放地板
- **第二拍**：快速將腳往後踢，來到棒式（伏地挺身姿勢）
- **第三拍**：快速回到深蹲姿勢
- **第四拍**：回到初始站姿

波比不需使用器械或自由重量，因此有無數種變化，可調整強度和難度，以下是幾個例子：

波比伏地挺身：來到伏地挺身姿勢時，做一下伏地挺身，這樣也稱為五拍波比。若要進階，可做更多下伏地挺身，健身老手可考慮做鑽石伏地挺身、印度伏地挺身，甚至單手伏地挺身。

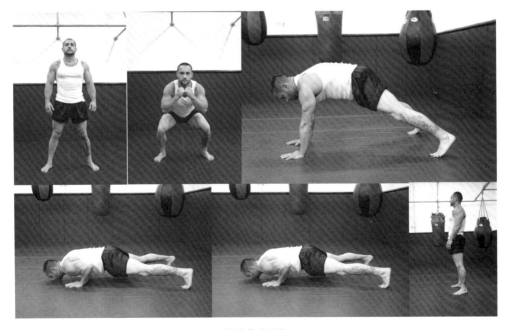

波比伏地挺身

墨西哥波比：在底部的伏地挺身姿勢，連續做幾下伏地挺身。回到起始位置後，將左膝往上抬、再抬右膝，這樣可訓練腹部（核心）力量，也因為模仿膝蓋攻擊的動作，因此訓練效果可遷移至街頭打鬥。

波比跳：做完四拍或五拍波比後，盡可能跳高，再進行下一個反覆。加上跳躍，可訓練爆發力和肌耐力，而爆發力提升的好處，包括在凌晨三點的加油站自保的反應會變快，以及下班後更快收好辦公桌，不讓擁擠的人群破壞你的快樂時光。

波比跳遠：在牢房內可能不容易做，但你總有到運動場放風的時候。動作與波比跳很像，但不是跳高，而是盡可能跳遠。

障礙波比：先做四拍波比，然後跳過任一物體。若找不到適合跳過的物體，就在跳躍的過程盡可能拉高膝蓋，做跳躍抬膝波比。

引體向上波比：做完一個波比後，往上跳抓住單槓，做一次引體向上。若要進階，可做多下引體向上，或加入暴力上槓。

單腳波比：適合進階的訓練者。彎腰將手掌放在地上，與肩膀呈一直線，將一隻腳抬離地，並將站立的那隻腳往後跳，來到伏地挺身姿勢，接著把腳跳回來，再做一次單腳跳，然後換邊。這個動作有助於改善不對稱的體態和動作型態，效果也能直接遷移至生活中需要單邊平衡（單手或單腳）的動作。

老派暴力八拍波比：波比加上地板開合跳，以下是八拍動作：第一拍蹲下去讓雙手手掌碰地，第二拍將腳往後踢，第三拍將腳往外踢成 Y 字形，第四拍將腳收回來，第五拍來到伏地挺身的低點，第六拍推起來，第七拍將腳踢回來到蹲姿，第八拍跳起來。

登山者式波比：做傳統的伏地挺身波比（五拍），在做完伏地挺身以後，做兩下登山者式，可以增加柔軟度，並練成鋼鐵般的腹肌，保護重要器官不受鈍器攻擊受傷，也能盡量降低尖銳武器帶來的傷害。

倒立波比：若要練就強大的力量，在傳統五拍波比的伏地挺身後，直接往上踢，來到倒立位置，然後回到伏地挺身位置，再完成波比動作。這個動作可提升協調性和肌力，也能練出保齡球般的三角肌。

開合跳波比：和波比跳類似，但在完成垂直跳落地之後，連續做五下開合跳。還記得中學體育課做過開合跳嗎？基本動作還是最重要的。

槍式波比：做一次波比跳，落地之後，用雙腳各做一次槍式深蹲。這個動作很有幫助，因為現實中有很多單邊動作，如單手吃東西、出拳、單腳踢等等。

弓箭步波比：做一次四拍波比，接著做一下弓箭步，再換邊做一次。弓箭步的好處包括在無規則的打鬥中更能擊倒對方，以及讓屁股變得更精實。

///// 監獄重訓之貝克十二訓練 /////

和所有自身體重動作一樣，以下訓練在牢房、飯店房間、辦公室，或是貨卡的延伸床都能做。不過，組間的八呎走路，是依據標準牢房大小訂出來的。

以遞減方式執行：

做 13 下波比，走 8 呎，再轉身回到起點。
做 12 下波比，走 8 呎，再轉身回到起點。
做 11 下波比，走 8 呎，再轉身回到起點。
做 10 下波比，走 8 呎，再轉身回到起點。
做 9 下波比，走 8 呎，再轉身回到起點。
做 8 下波比，走 8 呎，再轉身回到起點。
做 7 下波比，走 8 呎，再轉身回到起點。
做 6 下波比，走 8 呎，再轉身回到起點。
做 5 下波比，走 8 呎，再轉身回到起點。
做 4 下波比，走 8 呎，再轉身回到起點。
做 3 下波比，走 8 呎，再轉身回到起點。
做 2 下波比，走 8 呎，再轉身回到起點。
做 1 下波比，走 8 呎，再轉身回到起點。

完成後，你已做了九十一下波比（四拍波比）。若你能在十二分鐘以內完成，就是高於水準；十分鐘以內是非常優秀；八分鐘以內你即將成為力量之王。若真的能夠在八分鐘以內完成，建議你使用更進階的波比變化動作。有些囚犯喜歡用遞增的方式，從一下做到十三下。如果你可以在十八分鐘之內做完遞減和遞增，你就真的太猛了。

////// 囚犯波比挑戰 //////

囚犯波比挑戰可真是個王八蛋！和貝克十二一樣，囚犯波比以遞減方式執行，雖然這個計畫看起來很多餘，但我們還是將其納入，因為這是你可以試著爭取的標準，最後你也能試著顛覆這個標準。

從二十下波比開始，一路遞減做到一下，記得是六拍波比，要包括伏地挺身和跳躍。盡可能快速完成所有次數，完成時間標準如下：二十五分鐘以內代表不錯；二十二分鐘以內代表很棒；十八分鐘以內代表你是運動場之王，獄卒看到你也必須叫你一聲「大哥」。

////// Tabata 波比訓練 //////

任何動作都可以融入 Tabata 訓練！ Tabata 訓練方法的基本模式如下：

* 總長四分鐘
* 二十秒高強度訓練（在這裡就是做越多下波比越好）
* 十秒休息
* 總共做八輪

Tabata 訓練可以先從一個循環開始，步調不能慢，動作要凶狠、快速。先從一個循環開始，接著嘗試兩個循環，最後要做到四個循環（各循環之間休息一分鐘），這樣一來總共會花二十分鐘。如果高強度訓練能做到六下波比，表示你的體能狀況很好；如果每次能做到八下波比，表示你的狀況非常好，大概足以面對任何突發狀況。

Tabata 波比是強度最高的高強度間歇訓練（HIIT）之一！一個四分鐘的循環，就能提升代謝率，加速減脂。因此，Tabata 波比對於提升高強度運動能力、無氧或有氧能力，以及心理韌性，都相當有效。

請記住：要把每一組動作當作衝刺，而不是馬拉松！

///// 波比漸進 /////

　　重量訓練很容易追蹤進步，只要做得更重，就表示你更強壯，但自身體重和體能動作也必須進步。生理學與進步最相關的概念就是超負荷原則，意思是訓練強度必須逐漸增加。若一直使用同樣的次數、組數、頻率、負荷和方法，就不會提升表現。

　　使用四拍波比的監獄重訓貝克十二訓練是一個很好的開始，你的目標是在八分鐘內做完九十一下。做到以後，應漸進至更困難的波比。就算你不做其他訓練，只做波比，還是可以持續進步，因為我們提供很多種變化動作和次數方案，讓你能夠增加強度。

　　訓練方法千百種，要有創意，例如減少休息時間，增加次數、組數等。記住，只要時時挑戰自己的極限，你就能超越他人。

PART

6

自身體重訓練

　　和其他種類訓練一樣，自身體重訓練強度要夠才會有效。但如果你隨意亂練，可能會撞牆、停止進步，甚至嚴重受傷，例如肌肉撕裂傷或嚴重心理疲勞。在外面世界心理疲勞沒關係，只要請一天病假休息就好；但是在獄中心理疲勞可能讓你面對突發狀況的能力下降，進而成為監獄霸凌的受害者。

　　監獄裡流傳著許多故事：許多強壯的囚犯每天訓練，練就一身不可思議的力量和體魄。這些故事相當引人入勝，不過其實只要調整訓練強度，就能確保你持續進步、減少受傷風險，並保持頭腦清醒。

　　以科學的角度來說，訓練方法、訓練量、訓練強度的循環稱為週期化訓練；以監獄術語來說，小心不要過度訓練，就是要「感受」你的身體。監獄訓練的很多方法都是基於對身體需求的直覺來決定，有時候要刻苦訓練，有時候要好好休息。無論如何，你必須聆聽身體的聲音，確保滿足身體的需要。

多休息或增加頻率

　　如果你覺得自己可能過度訓練，看看是否有以下狀況：

- 持續肌肉痠痛
- 安靜心跳率提高
- 性慾降低
- 容易生病
- 惱人的小傷增加
- 易怒
- 沒自信或憂鬱

- 做事情缺乏動力
- 嗜睡
- 失眠
- 食慾降低
- 體重減輕

上述狀況最簡單的解決辦法就是休息！降低訓練頻率、降低訓練負荷、出門度假，反正要想辦法讓身心休息。

雖然過度訓練會帶來很多危險，但多數人的問題通常是訓練不足！畢竟現在很多人都覺得八分鐘運動就足以增強體力，有那麼多人訓練不足就毫不意外。開始訓練計畫時，你的身體可能會經歷震盪，可能會疲累和全身痠痛。訓練初期這個狀況可能與過度訓練無關，只是一個常見的適應過程，因為你的身體正逐漸習慣更重的訓練負荷。

一開始可能很難區分適應和過度訓練，但你訓練得越多，就會越了解身體，也就更容易感受到身體的需求。

降低體脂肪

脂肪不可能變得緊實！過多的體脂肪很不好看，而且對健康有很多不良影響。此外，過多的體脂肪是自身體重訓練的最大阻力。如果你的脂肪過多，你的蹲舉和臥舉確實可能做得更重，但你的相對力量（單位體重的肌力）會變弱，這樣就無法妥善使用你的重量，在真實打鬥情境就很難隨心所欲。

因此，請遵守書中的飲食原則、培養出精實的身材、熟悉自身體重訓練動作，並做好準備。

從基本開始

監獄重訓計畫提供自身體重動作的漸進計畫，你要好好利用！囚犯什麼都沒有，時間最多，因此可以努力訓練、逐漸進步。你也要使用這個方法，耐心訓練，一定會看到成果。羅馬不是一天造成，監獄重訓的體魄也一樣。

專注離心動作

多利安·亞提斯說,多數新手犯的最大錯誤,就是不重視動作的離心部分。許多科學研究都證實離心的重要,而專注離心動作也適用於自身體重訓練。例如詹姆士·卡羅的監獄自身體重訓練計畫強調慢慢做,以感受每條肌肉的收縮。

自身體重訓練最有效的方法,就是建立心理與肌肉的連結。伏地挺身或引體向上的離心階段都要能控制,感受正在用力的肌肉。有控制的自身體重動作也讓訓練更安全、更有效。此外,專注動作的離心階段也能提升強度。舉例來說,如果二十下伏地挺身做起來很容易,就試試每一下的離心階段都持續五秒。

記得槓桿原則

若要提升自身體重訓練難度,就必須考量四肢到核心之間的距離。目標肌肉與欲舉起物體之間(也就是你的身體)的距離越長,力學的優勢就越小。以硬舉為例,槓鈴離身體中線越遠,你就會感覺重量越重,更難將重量舉起。以自身體重訓練為例,做弓箭步時將手舉過頭,就會比雙手放身體旁邊更困難;而若要增加伏地挺身的難度,可以將手放在頭部前方的地板上。總而言之,只要將四肢的位置改變,就能改變難度,這個觀念在進步的過程相當重要。

使用停頓動作

訓練的時候,肌肉就像彈簧一樣。在動作的離心階段,你的身體會儲存類似彈力的能量。到了動作底部時,這個能量會幫助身體做出反向動作,讓你彈回到起始位置。這種爆發式動作對運動、格鬥和床上運動都很有用。因此,我們不能只做停頓動作。試著在動作底部停留一秒,大概一半的彈力能量會消失;若停留五秒,則幾乎所有彈力能量都會消失。因此,即使是一秒的停頓,也會強迫你的身體徵召更多肌纖維。所以,在任何自身體重動作底部加上停頓,就會感覺難度提升。

重新評估你與地板的連結

要增加自身體重訓練的難度，就離開地板。將你的身體部位提高，會讓平凡訓練的強度瞬間提高，例如弓箭步時將腳放在階梯上，或伏地挺身時將腳放在板凳上。

自身體重訓練提升難度的下一步，就是將動作分解。例如，做囚犯深蹲時，在動作底部做三下、中間做三下、全範圍做三下，這些加起來算一下。這樣一來可從各個角度訓練肌肉，也能大幅增加訓練強度。

另一個版本是將傳統動作一下分為五下小幅度動作，例如在蹲舉底部時，將往上站的動作分成五段，這樣算一下。

另一個改變身體與地板之間關係的方法，可試想坦克比單輪車更不容易翻車，因為坦克接觸地面的表面積較大。換句話說，如果自身體重蹲舉太簡單，可改為槍式深蹲；如果伏地挺身太簡單，可將一隻腳抬高，或做單手伏地挺身。只要動作太簡單，就用單邊訓練來減少與身體地面接觸的面積。

生活自律

恩尼・法蘭茲（Ernie Frantz）是健力世界紀錄保持人，同時也是相關書籍知名作者。法蘭茲曾提出自己的健力十誡，也說過不要整個晚上都在外面把妹。你在獄中不可能有精采的夜生活，在外面的生活也必須自律。總體來說，意思就是在努力訓練時要避免飲酒過量，最好是滴酒不沾。此外，也不要吸菸、吸毒、吃速食或一夜情，總之要避免任何可能干擾訓練的人事物。雖然本書的主題是身體上的訓練，我們也很重視心理健康。例如虔誠信上帝、尊重周遭的環境，都能讓你心靈更加富足，讓你的心理狀況更穩定。

要記得努力訓練、生活自律，就會得到最好的效果！

關禁閉一個月（監獄重訓式的男子氣概）

如果你在獄中被關禁閉，會有大把的時間呆坐、睡覺、思考，還有訓練！外面的自由世界也會有些情況讓你一無所有、只有時間。例如，你可能失業中，被困在印第安納州的小旅館，心裡想著要練出精實的身材，在同學會讓異性眼

睛為之一亮;你也可能想著要痛扁二十年前霸凌過你的混蛋,來撫平內心的傷痕。無論如何,這個訓練每天都要做兩次(白天一次、下午或傍晚一次)。

////// 第一週第一日 //////

訓練 A(爆發力與肌力)

動作	組數	次數	備註
增強式伏地挺身	3	6	
赤字伏地挺身	3	5	和增強式一樣,用最大爆發力盡可能彈高。
倒立肩推	4		盡量做,只留一下保留次數。
單手伏地挺身	3		盡量做,只留一下保留次數。
下斜伏地挺身	3	8	離心控制、向心爆發。
赤字伏地挺身	3	8	底部停留一秒。

訓練 B(肌肉生長與肌耐力)

以下動作都以循環方式做到力竭,除非有其他特別說明。總共要做四個循環。

動作	組數	次數	備註
印度伏地挺身	1	力竭	總共要四個循環。
上斜伏地挺身	1	力竭	
頸部橋式	1	1	維持三十秒。
下斜伏地挺身	1	力竭	維持三十秒。
波比	1	15	可漸漸選擇更難的變化。
仰臥舉頭	1	25	
舉腿	1	15-20	

///// 第一週第二日 /////

訓練 A（爆發力與肌力）

動作	組數	次數	備註
抬膝跳	5	5	
跳躍弓箭步	3	10	
深蹲跳	4	8	
暫停槍式深蹲	3	5	
暫停囚犯身蹲	2	10	底部暫停三秒。
V 字仰臥起坐	5	12-16	

訓練 B（肌肉生長與肌耐力）

動作	組數	次數	備註
泰森深蹲訓練			可參照先前敘述。隨著體能越來越好，組數、次數會有很大的變化。
囚犯深蹲	8	最大	二十秒內盡量做，休息十秒後再做，總共八個循環。
印度深蹲	1	最大	連續兩分鐘盡量做，中間不休息並且維持動作品質。
反向弓箭步	2	最大	連續三十秒盡量做，中間不休息並且維持動作品質。
側向弓箭步	2	50	
弓箭步	3	20	
棒式	1	1	維持三十秒。
側棒式	1	1	維持三十秒，然後換邊。

//// 第一週第三日 ////

訓練 A（爆發力與肌力）

動作	組數	次數	備註
跳躍引體向上	3	4	
跳躍反手引體向上	3	4	
寬握引體向上	3	8	
反手引體向上	3	8	
大力士反手引體向上	5	5	
走高（Walk Talls）	3	1	連續三十秒。
頸部橋式	3	1	連續三十秒。

訓練 B（肌肉生長與肌耐力）

動作	組數	次數	備註
反手引體向上華雷斯山谷十	10	10 到 1	參照先前敘述。
監獄重訓 8 引體向上	8	8 到 1	參照先前敘述。
大力士反手引體向上	5	力竭	
反式划船	1	力竭	

第一週第四日與第一日相同

第一週第五日與第二日相同

第一週第六日與第三日相同

第一週第七日休息

///// 第二週第一日 /////

訓練 A（爆發力與肌力）

動作	組數	次數	備註
增強式伏地挺身	4	6	
赤字伏地挺身	4	5	和增強式一樣，用最大爆發力盡可能彈高。
倒立肩推	4		盡量做，只留一下保留次數。
單手伏地挺身	3		盡量做，只留一下保留次數。
下斜伏地挺身	3	9	離心控制、向心爆發。
赤字伏地挺身	3	9	底部停留一秒。

訓練 B（肌肉生長與肌耐力）

動作	組數	次數	備註
撲克牌大挑戰	52	1-11	參照先前敘述。
華雷斯山谷二十上斜伏地挺身	20	20 到 1	參照先前敘述。
鑽石伏地挺身	2	力竭	
俯身法式彎舉	2	力竭	維持三十秒。
頸部橋式	2	1	維持三十秒。
監獄十一波比	12	12 到 1	參照先前敘述。
仰臥舉頭	2	30	
舉腿	3	15-20	

////// 第二週第二日 //////

訓練 A（爆發力與肌力）

動作	組數	次數	備註
抬膝跳	5	6	
跳躍弓箭步	4	10	
深蹲跳	5	8	
暫停槍式深蹲	3	5	
暫停囚犯深蹲	2	15	底部暫停三秒。
V 字仰臥起坐	5	12-16	

訓練 B（肌肉生長與肌耐力）

動作	組數	次數	備註
泰森深蹲訓練			可參照先前敘述。隨著體能越來越好，組數、次數會有很大的變化。這次要比第一週更快做完。
囚犯深蹲	8	最大	二十秒內盡量做，休息十秒後再做，總共八個循環。
印度深蹲	1	最大	連續兩分鐘盡量做，中間不休息並且維持動作品質。
反向弓箭步	2	最大	連續五十秒盡量做，中間不休息並且維持動作品質。
側向弓箭步	2	60	
弓箭步	3	30	
棒式	1	1	維持三十秒。
側棒式	1	1	維持四十秒，然後換邊。

///// 第二週第三日 /////

訓練 A（爆發力與肌力）

動作	組數	次數	備註
跳躍引體向上	4	4	
跳躍反手引體向上	4	4	
寬握引體向上	3	9	
反手引體向上	3	9	
大力士引體向上	5	5	
走高（Walk Talls）	3	1	連續三十秒。
頸部橋式	3	1	連續三十秒。

訓練 B（肌肉生長與肌耐力）

動作	組數	次數	備註
反式划船	52	1 到 11	參照撲克牌大挑戰敘述。
反手引體向上	1	力竭	
引體向上	1	力竭	
大力士反手引體向上	6	力竭	

第二週第四日與第一日相同

第二週第五日與第二日相同

第二週第六日與第三日相同

第二週第七日休息

///// 第三週第一日 /////

訓練 A（爆發力與肌力）

動作	組數	次數	備註
增強式伏地挺身	4	6	
赤字伏地挺身	4	6	和增強式一樣，用最大爆發力盡可能彈高。
倒立肩推	4		盡量做，只留一下保留次數。
單手伏地挺身	3		盡量做，只留一下保留次數。
下斜伏地挺身	3	10	離心控制、向心爆發。
赤字伏地挺身	3	10	底部停留一秒。

訓練 B（肌肉生長與肌耐力）

動作	組數	次數	備註
華雷斯山谷三十伏地挺身	30	30 到 1	參照先前敘述。
上斜伏地挺身	2	力竭	
監獄十赤字伏地挺身	10	10 到 1	參照先前敘述。
俯身法式彎舉	4	力竭	
頸部橋式	2	1	維持三十五秒。
監獄十二波比	12	12 到 1	參照先前敘述。
仰臥舉頭	2	30	
舉腿	3	15-20	

///// 第三週第二日 /////

訓練 A（爆發力與肌力）

動作	組數	次數	備註
抬膝跳	5	6	
跳躍弓箭步	4	10	
深蹲跳	5	8	
暫停槍式深蹲	3	6	
暫停囚犯深蹲	2	15	底部停留三秒。
V 字仰臥起坐	5	12-16	

訓練 B（肌肉生長與肌耐力）

動作	組數	次數	備註
泰森深蹲訓練			可參照先前敘述。隨著體能越來越好，組數、次數會有很大的變化。這次要比第二週更快做完。
囚犯深蹲	8	最大	二十秒內盡量做，休息十秒後再做，總共八個循環。
印度深蹲	1	最大	連續三分鐘盡量做，中間不休息並且維持動作品質。
反向弓箭步	3	最大	連續六十秒盡量做，中間不休息並且維持動作品質。
側向弓箭步	2	80	
弓箭步	3	44	
棒式	1	1	維持四十五秒。
側棒式	1	1	維持四十五秒，然後換邊。

///// 第三週第三日 /////

訓練 A（爆發力與肌力）

動作	組數	次數	備註
跳躍引體向上	4	4	
跳躍反手引體向上	4	4	
寬握引體向上	3	10	
反手引體向上	3	10	
大力士反手引體向上	5	5	
走高（Walk Talls）	3	1	連續四十五秒。
頸部橋式	3	1	連續四十五秒。

訓練 B（肌肉生長與肌耐力）

動作	組數	次數	備註
反手引體向上	？？？	150	參照先前敘述。
引體向上	1	力竭	
反式划船	1	力竭	
大力士反手引體向上	6	力竭	

第三週第四日與第一日相同

第三週第五日與第二日相同

第三週第六日與第三日相同

第三週第七日休息

///// 第四週第一日 /////

訓練 A（爆發力與肌力）

動作	組數	次數	備註
增強式伏地挺身	5	6	
赤字伏地挺身	5	6	和增強式一樣，用最大爆發力盡可能彈高。
倒立肩推	5		盡量做，只留一下保留次數。
單手伏地挺身	3		盡量做，只留一下保留次數。
下斜伏地挺身	3	12	離心控制、向心爆發。
赤字伏地挺身	3	12	底部停留一秒。

訓練 B（肌肉生長與肌耐力）

動作	組數	次數	備註
撲克牌大挑戰伏地挺身	52	1 到 52	參照先前敘述。
監獄貝克十二	13	1 到 13	參照先前敘述。
監獄十赤字伏地挺身	10	10 到 1	參照先前敘述。
華雷斯山谷二十伏地挺身	20	1 到 20	參照先前敘述。
俯身法式彎舉	4	力竭	參照先前敘述。
頸部橋式	3	1	維持四十五秒。
仰臥舉頭	2	50	
舉腿	3	15-20	

///// 第四週第二日 /////

訓練 A（爆發力與肌力）

動作	組數	次數	備註
抬膝跳	5	6	
跳躍弓箭步	4	10	
跳躍深蹲	5	8	
暫停槍式深蹲	3	6	
暫停囚犯深蹲	2	15	動作底部暫停三秒。
V 字仰臥起坐	5	12-16	

訓練 B（肌肉生長與肌耐力）

動作	組數	次數	備註
泰森深蹲訓練			可參照先前敘述。隨著體能越來越好，組數、次數會有很大的變化。這次要比第三週更快做完。
監獄二十反向弓箭步	20	1 到 20	參照先前敘述。
監獄二十正向弓箭步	20	1 到 20	參照先前敘述。
印度深蹲	1	最大	連續四分鐘盡量做，中間不休息並且維持動作品質。
弓箭步	2	44	
棒式	1	1	維持六十秒。
側棒式	1	1	維持六十秒，然後換邊。

///// 第四週第三日 /////

訓練 A（爆發力與肌力）

動作	組數	次數	備註
跳躍引體向上	4	4	
跳躍反手引體向上	4	4	
寬握引體向上	3	12	
單手反手引體向上	3	3	
大力士反手引體向上	5	5	
走高（Walk Talls）	3	1	連續四十五秒。
頸部橋式	3	1	連續四十五秒。

訓練 B（肌肉生長與肌耐力）

動作	組數	次數	備註
反手引體向上總反覆次數法	？？？	200	參照先前敘述。
引體向上	1	力竭	
反式划船	1	力竭	
大力士反手引體向上	3	力竭	

第四週第四日與第一日相同

第四週第五日與第二日相同

第四週第六日與第三日相同

第四週第七日休息

做完四週之後，進行一週的降負荷訓練，之後再重新開始，用更高的強度與先前提過的技巧。這是強度非常高的訓練，過程必須小心謹慎，但請記住，傳統的計畫只能帶來傳統的結果，無法讓你達成監獄重訓。

///// 有限操場時間極限循環 /////（Limited Yard Time）

就像囚犯在操場的時間有限一樣，此訓練的重點是在極少的時間完成很多動作，目標是在二十分鐘內增加動作和循環的次數。一開始在不同動作間休息二十秒，慢慢練到不需要休息。

除非特別註明，否則每個動作都要盡量做，只保留一個反覆次數。遇到單邊動作（單手或單腳）時，先從弱側邊開始。弱側邊的反覆次數要跟上強側邊，讓雙邊更為平衡。

每週做二到三次循環。

動作	組數	次數	備註
單手伏地挺身	？？	最大	參照先前敘述。
門框引體向上	？？	最大	
槍式深蹲	？？	最大	
倒立肩推	？？	最大	
波比	？？	最大	

///// 一週五日 OG 健身計畫（適合進階自身體重訓練者）/////

本計畫適合已有一定程度的訓練者。

每個動作都要做到接近力竭，只保留一下的反覆次數，並一直重複循環，總時間大約三十到四十五分鐘。為了確保肌肉能在這個監獄重訓健身計畫得到休息，請依照順序執行下列循環。若能做到預設的反覆次數，就增加反覆次數，或使用更進階的動作。執行此計畫八至十二週，再換成其他監獄重訓健身計畫。

週一和週四

動作	組數	次數	備註
引體向上	？？	6-10	
雙槓下推	？？	8-15	完整動作範圍，不要利用擺盪來輔助。
大力士反手引體向上	？？	6-12	
下斜鑽石伏地挺身	？？	15-25	
仰臥舉頭	？？	30-60	
走高（Walk Talls）	？？		連續三十秒。

週二和週六

動作	組數	次數	備註
舉腿	？？	12-15	
V 字仰臥起坐	？？	8-15	
側棒式	？？	1	維持三十秒，然後換邊。
泰森深蹲訓練	？？	？？	五分鐘內盡可能多做，體能進步後可增加次數，時間不變。
印度深蹲	？？	30-60	
弓箭步	？？	12	
單腳提踵	？？	20-30	兩邊都要做。
深蹲跳	？？	8-12	
跳躍弓箭步	？？	8-12	

週三

動作	組數	次數	備註
華雷斯山谷波比	見備註	見備註	連續做十二分鐘。如果能做到華雷斯山谷二十，就把波比難度提高，例如墨西哥波比。
反手引體向上	3	力竭	
頸部橋式	2	1	維持一分鐘。
監獄方法倒立肩推	？？	？？	連續八分鐘，目標是達到貝克十二。
撲克牌大挑戰伏地挺身	52	1-11	十五分鐘內完成所有動作。
引體向上	2	力竭	

///// 新魚訓練 /////

「魚」指的是新囚犯。此訓練的目的是讓訓練者達到基本監獄肌力，每一組都要做到接近力竭，只保留一下反覆次數。若動作太困難，可參照先前「漸進」的部分。

週一

動作	組數	次數	備註
伏地挺身	5	10-20	
囚犯深蹲	5	15-20	
舉腿	5	10-20	
棒式	3	1	維持三十秒。

週二休息

週三

動作	組數	次數	備註
波比	？？	？？	十分鐘內盡可能多做。
徒手搏鬥練習	？？	？？	練習十分鐘，參照徒手搏鬥部分。
弓箭步走路	3	？？	連走二十碼，越少步越好。
反式划船	3	5-15	

週五

動作	組數	次數	備註
印度深蹲	5	20-40	
反手引體向上	5	5-10	
鑽石伏地挺身	4	10-20	
V 字仰臥起坐	3	10-15	

///// 二十分鐘隔離訓練 /////

被隔離的囚犯每天只有二十分鐘可以訓練。等待愛漂亮的女生化妝和弄頭髮時，你就有時間來進行監獄重訓隔離訓練！本計畫每週最多可執行三次、至少兩次，不過就算只有一次也比沒訓練好。如果無法做到以下動作，可參照「漸進」的部分，然後記得起點不重要，重要的是終點！

第一週

每個動作做十五秒，然後休息四十五秒。

動作	組數	時間	分鐘	備註
伏地挺身	1	十五秒	0:00	盡可能多做。
伏地挺身	1	十五秒	1:00	
舉腿	1	十五秒	2:00	
舉腿	1	十五秒	3:00	
波比	1	十五秒	4:00	
波比	1	十五秒	5:00	
囚犯深蹲	1	十五秒	6:00	
弓箭步	1	十五秒	7:00	
印度深蹲	1	十五秒	8:00	
引體向上	1	十五秒	9:00	
反式划船	1	十五秒	10:00	
棒式	1	十五秒	11:00	
仰臥舉頭	1	十五秒	12:00	
倒立肩推	1	十五秒	13:00	
倒立肩推	1	十五秒	14:00	
波比	1	十五秒	15:00	
跳躍弓箭步	1	十五秒	16:00	
鑽石伏地挺身	1	十五秒	17:00	
反手引體向上	1	十五秒	18:00	
反向弓箭步	1	十五秒	19:00	

第二週

動作和分鐘與第一週一樣，但時間改為二十秒，休息四十秒。

第三週

動作和分鐘與第一週一樣，但時間改為二十五秒，休息三十五秒。

第四週

動作和分週與第一週一樣，但時間改為三十秒，休息三十秒。

第五週（降負荷）

每個動作做十五秒，休息四十五秒。

動作	組數	時間	分鐘	備註
伏地挺身	1	十五秒	0:00	盡可能多做。
舉腿	1	十五秒	1:00	
波比	1	十五秒	2:00	
波比	1	十五秒	3:00	
囚犯深蹲	1	十五秒	4:00	
弓箭步	1	十五秒	5:00	
印度深蹲	1	十五秒	6:00	
反式划船	1	十五秒	7:00	
棒式	1	十五秒	8:00	
仰臥舉頭	1	十五秒	9:00	
倒立肩推	1	十五秒	10:00	
波比	1	十五秒	11:00	
鑽石伏地挺身	1	十五秒	12:00	
反手引體向上	1	十五秒	13:00	

第六週

每個動作做十五秒，休息四十五秒。

動作	組數	時間	分鐘	備註
赤字伏地挺身	1	十五秒	0:00	盡可能多做。
拍手伏地挺身	1	十五秒	1:00	
舉腿	1	十五秒	2:00	
舉腿	1	十五秒	3:00	
波比跳	1	十五秒	4:00	
墨西哥波比	1	十五秒	5:00	
槍式深蹲	1	十五秒	6:00	
弓箭步	1	十五秒	7:00	
印度深蹲	1	十五秒	8:00	
引體向上	1	十五秒	9:00	
引體向上	1	十五秒	10:00	
下斜鑽石伏地挺身	1	十五秒	11:00	
頸部橋式	1	十五秒	12:00	參照頸部部分。
動態頸部橋式	1	十五秒	13:00	參照頸部部分。
倒立肩推	1	十五秒	14:00	
倒立肩推	1	十五秒	15:00	
跳躍弓箭步	1	十五秒	16:00	
單手伏地挺身	1	十五秒	17:00	
反手引體向上	1	十五秒	18:00	
跳躍弓箭步	1	十五秒	19:00	

第七週

動作和分鐘與第一週一樣，但時間改為二十秒，休息四十秒。

第八週

動作和分鐘與第一週一樣，但時間改為二十五秒，休息三十五秒。

第九週

動作和分鐘與第一週一樣，但時間改為三十秒，休息三十秒。

第十週降負荷

重複第六週的訓練。

監獄重訓

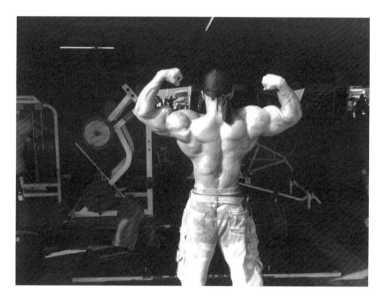

泰勒・休斯

　　七○年代在洛杉磯中南部有一場街頭戰爭，持續很長一段時間。當時的街頭鬥士每天都要面對新的戰鬥，大家無所不用其極爭奪勢力範圍，包括街頭打鬥、槍戰等等。為了準備這些戰鬥，當地掀起了另一場重量訓練的戰爭。

　　洛杉磯市區街頭成為戰場的同時，全美各地的郊區白人小孩開始聚集在風景優美的加州威尼斯肌肉海灘，開始重量訓練。當時的狀況有點唯心主義的味道，因此很多重量訓練專家把那個時代稱為健美運動的「黃金時期」。不過，就在十號州際公路南邊的洛杉磯，另一個偉大卻較不知名的健美傳統正在萌芽。

雖然多數重量訓練愛好者或街頭專家並不承認，但健美確實是瘸幫的組成基礎。瘸幫創始人之一的「赤腳仔」安傑羅·懷特想起往日時說道：「當時不是你選擇加入，而是被迫加入。健美對瘸幫非常重要，我們想要的是可以在街頭打到和重量訓練都能證明自己的人。」懷特說，瘸幫多數健美訓練者初次接觸健美都是在加州少年監獄，那邊的獄卒和輔導員會教有興趣的年輕人做重量訓練。

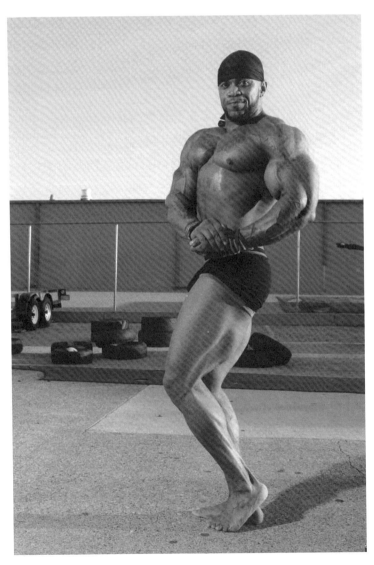

泰勒·休斯

　　這種類型訓練的效果，在麥克・克利希恩（Mike Christian）和史丹利・威廉斯（Tookie Williams）身上展露無遺。克利希恩是 IFBB 名人堂級的健美選手，是史上最優秀的健美選手之一。但是在開始健美生涯前，克利希恩以身為瘸幫英格爾伍德分支的大哥聞名於街頭。許多健美專家都認為，如果克利希恩能更符合「主流」的話（例如比賽中和擺姿勢時不要戴他的招牌頭巾），一定會更成功，不過這些歧視都無法阻止克利希恩成為史上最偉大的健美選手之一。

　　在 Google 上搜尋 Tookie Williams，你就可以看到全身肌肉極為厚實又線條分明的巨巨，而且他隨時都維持這樣的體態。懷特曾說：「我是一個超級直男，但 Tookie 的身材真的讚。」

　　克利希恩和史丹利等人所開創的訓練道路，在加州於一九九二年開始禁止重量訓練時被迫終結，這對於喜歡重量訓練的囚犯來說相當可惜。懷特說，當時若要受到加州黑幫成員的尊敬，臥舉至少要做到三百磅，但當時很多成員無裝備都能做到超過五百磅。雖然當時在獄中重訓受到政府打壓，我們還是可以回顧當時的狀況，學習當時囚犯使用的訓練方法。而且，將重量訓練結合自身體重訓練，可以練出好看又能打的強壯體魄。

　　早期在監獄操場訓練的囚犯，不像聖莫尼卡或曼哈頓的有錢人一樣，可以使用現在的高級訓練器材；他們只有最陽春的肌力訓練動作，卻能練出大塊的肌肉，讓高手們都嘖嘖稱奇的體魄。要打造這種裝甲般的體魄，就要做臥舉、負重雙槓下推、各種引體向上、蹲舉、硬舉、各種划船，最後做高反覆次數的自身體重動作，來燃燒脂肪。這個方法非常基本，但是超級有效。

　　重量訓練的關鍵，是用基本的複合式多關節動作來練出理想的體型、肌力、爆發力以及平衡，意思是訓練計畫必須以這些主要動作為主。所以如果要練背，硬舉比滑輪下拉有效；要練胸和三頭肌，負重雙槓下推比纜繩器材有效；站姿肩推比器械式側平舉有效；前蹲舉比坐姿大腿伸展有效……你懂的。

　　重點是，好的監獄重訓訓練計畫，會包含複合式（多關節）重量訓練動作，以及自身體重動作。關鍵在於妥善利用，讓兩者相輔相成。

//// 主要訓練動作 ////

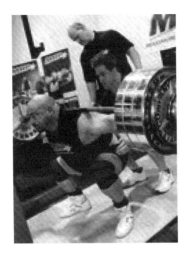

史考特‧史密斯（Scott Smith），出自：Hardcorepowerlifting.com

//// 蹲舉 ////

　　不管是背蹲舉、前蹲舉、奧林匹克蹲舉、Zercher 蹲舉或是腰帶蹲舉，你就是需要蹲舉！但是請記住，必須完成完整動作範圍的蹲舉，若只做部分動作範圍，就不會有最好的效果。

　　以下提供一些技巧，讓你把最大重量蹲得更輕鬆：

* 起槓往後走時一腳走一步，盡可能縮短移動距離，以安全執行蹲舉。
* 從髖關節開始動作，而不是膝蓋。
* 下蹲時將膝蓋往外張開，然後再循相同路徑站起來。
* 動作全程閉氣，完成一下動作再換氣。
* 背槓時想像將頭鑽出洞穴，把頭部和上背部往槓鈴下方移動。
* 維持挺胸。
* 維持拱背、肩胛收緊。

樹幹決定一棵樹是否強壯，身為一棵樹，你要為自己打造最強的樹幹！

///// 肩推 /////

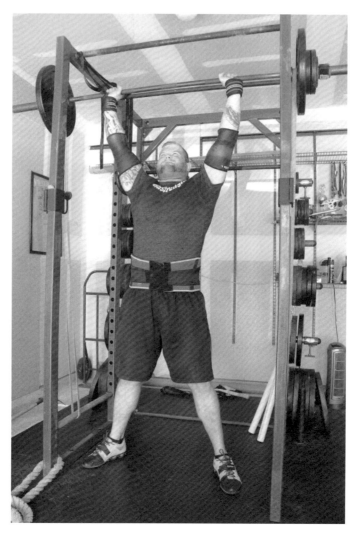

史提芬‧彼特森（Stefan Petursson），出自 Svavar Sigusteinsson

　　肩推是打造強壯上肢最有效的動作之一。一開始將槓鈴握在肩膀前方，雙腳與背部都打直，起始位置可以是手握槓也可以從架上開始，接著將槓往上推到雙手手肘完全伸直。雖然肩推主要是肩膀動作，但全身都能獲得訓練，因為

雙腳和核心要用力穩定重量，肩膀和肱三頭肌要將重量往上推。

執行動作時，「夾緊臀部」是一個很好的提示語。肩推是個複合式動作，訓練到很多肌肉，因此是訓練上肢肌肉的最佳動作之一。與臥舉不一樣的是，肩推不僅訓練到肩膀前側，更能訓練整個肩膀，因此大力士選手一直以來都把肩推當作主要上肢訓練動作。

///// 臥舉 /////

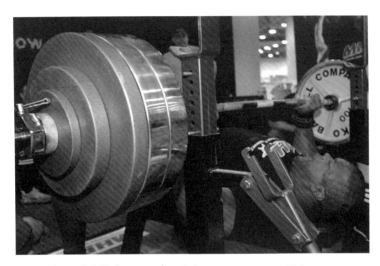

艾爾‧戴維斯（Al Davis），出自：Hardcorepowerlifting.com

臥舉不需要介紹，因為強壯的臥舉幾十年來都是男性力量的象徵。在所有上肢動作中，臥舉能做的重量最重，對於肌力成長也相當有幫助。另外，臥舉也是複合式多關節動作，可以讓你訓練出很大的肌力和爆發力。

以下是臥舉的注意事項：

* 一般臥舉的握距應比肩膀稍微寬一些。
* 大拇指要環繞槓鈴（自殺式握法很常造成嚴重傷害）。
* 槓鈴接近手腕和手掌，不要放在手指上（否則手腕很可能嚴重疼痛）。
* 握槓時要把槓扭緊。

- 起槓前要將上背部夾緊，這樣才會有紮實的底部，也讓上背部參與動作。若沒有將胸部挺起，肩膀就容易受傷，而且也比較沒力。
- 動作全程都要維持胸部挺起的姿勢。
- 動作全程（向心和離心階段）都要將手肘收緊（但不要過度）。

///// 硬舉 /////

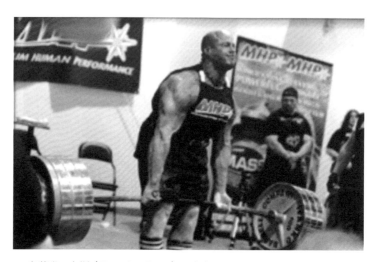

布蘭登・卡斯（Brandon Cass），出自：Hardcorepowerlifting.com

　　最近「功能性訓練」這個詞很紅，但它跟運動科學無關，充其量只是一種流行的運動方式。一般的功能性訓練常常跟玩遊戲沒什麼兩樣，很多人會在金碧輝煌的健身房做這種訓練。功能性運動的真正目的是讓你的運動、打鬥或是工作的表現更好；但流行運動在意的只是你穿上運動服是否好看。功能性動作訓練的是動作型態，而不是針對肌肉單獨訓練。很多製作運動 DVD 的商人會觀察現在流行哪種運動，來吸引體重過重的足球媽媽。

　　了解上述區別後，我們知道最有功能性的動作，莫過於從地上撿起很大的重量。為了確保你能從硬舉得到最多的功能性效益，不要使用助握帶，因為這樣會干擾你訓練前臂的肌力。

以下是硬舉的技巧提示：

- 腳跟往下踩。
- 腳掌中心要在槓鈴正下方，脛骨要碰到槓。
- 背部延伸打直，不要圓背。
- 肩胛應在槓鈴正上方。
- 動作全程要將手肘完全打直。
- 離心階段的臀部膝蓋角度，應與向心階段一樣。
- 硬舉是訓練背部的最佳動作，也幾乎訓練到全身的肌肉，是監獄重訓的必備動作！

監獄重訓計畫

　　監獄重訓計畫不像晚上電視廣告的健身「大師」，隨便承諾一天五分鐘就會有神奇的效果，或是提出任何健身捷徑。這邊提供的計畫樸實無華，卻能有效讓你練出精實的肌肉和真正的力量，讓強壯的大力士或工人都對你刮目相看。

///// 休息──暫停法 /////

　　監獄重訓計畫的基礎是休息──暫停法，而將此訓練法發揚光大的是「斯克蘭頓大力士」吉姆‧威廉斯（Jim Williams），他在六〇年代初期於賓州州立監獄服刑。威廉斯當時因為傷害、偽造及拉皮條等罪名不斷進出監獄，讓他獲得寶貴時間在監獄的重訓區訓練，也培養出自己的肌力訓練方法。威廉斯在健力比賽的成功，也證明他的方法很有價值，他可是史上第二個在比賽中臥舉超過六百磅的人！

　　休息──暫停法將一組動作分成幾個小組，中間有短暫休息時間。取決於訓練強度和目標，有一些不同方法可以使用。傳統的做法是，若要訓練肌力，會使用最大重量的百分之八十五到九十五，做一個反覆次數，然後休息十五到三十秒，再用同樣重量做一下，持續這個過程直到力竭為止。這個方法對肌力提升非常有效，但對提升肌肉量的幫助有限。不過，強壯必須兩者兼具。

監獄重訓使用的休息——暫停法，會先找出最合適的槓鈴重量，例如一名訓練者臥舉的最大重量是兩百磅，我們會使用百分之八十的重量，也就是一百六十磅。在開始這種訓練計畫前，必須知道最大重量的準確數值。找到正確的數值後，所有實際訓練重量的百分比，都是根據主要訓練動作的最大重量來推算。第一週使用百分之八十（此例為一百六十磅）做六組三下，最後一組使用休息——暫停法。前面五組都做三下，這樣難度不高，但不要管它；最後一組使用休息——暫停法：在不力竭的前提下，做越多下越好，然後休息一段時間（二十或三十秒），再用相同的重量做到接近力竭，再休息一下，然後再繼續。換句話說，一個休息——暫停法組其實等於三組。如果你臥舉的最大重量是兩百磅，你第一週第一日的訓練順序如下：

動作	組數	次數	備註
160	1	3	
160	2	3	
160	3	3	
160	4	3	
160	5	3	
160	6	5, 3, 2	最後一組做五下，休息二十秒，再做三下，休息二十秒，再做兩下。

休息——暫停法是突破停滯期最好的辦法，因為能訓練你堅持做完辛苦的次數，也非常省時。你的肌肉當然會非常疲累，但是你將建立極佳的肌肉感受度，也能體會肌肉把衣服撐開的感覺。不過，這種訓練方法對神經系統的負荷很大，所以不能每個動作都使用。主要訓練動作必須避免力竭，並且每隔四週都要降負荷，整週的強度和訓練量都要降低。你可以把握降負重週來精進主要訓練動作技巧，並多做一些自身體重動作。我們對休息——暫停法的了解，都奠基於觀察監獄操場和學校操場所得到的知識。吉姆・威廉斯讓休息——暫停法備受矚目很長一段時間，直到二〇一二年三月，運動科學及醫學期刊（Journal of Science & Medicine of Sport）的一篇研究，才證實此方法有效。希望賓州監獄在這方面能跟上賓州大學。

///// 訓練計畫 /////

這個訓練方法很簡單，以四週為一個循環，如下所述。可從下列清單選擇臥舉輔助動作、蹲舉輔助動作、胸部訓練動作、划船動作、手臂訓練動作，但請記得依循特定的次數安排。這些動作要做到最高強度，每一至四週輪換動作。你當然可以根據個人狀況調整計畫，但請嚴守主要訓練動作。如果一個重量做起來很容易，可用爆發式動作，或用休息——暫停法做更多下；另外，降負荷時千萬不要做太重，因為這樣就無法做到動態恢復，而肌力和肌肉成長的效果就會打折扣。

完成一個四週循環後（三週累積訓練、一週降負荷），再重新開始。每次四週循環的開始時，在主要訓練動作增加五磅，衝一點的話可加十磅，但不要再多了，必須量力而為！經過三個循環後，可重新測一次最大肌力，不過最大肌力的測試當然要在降負荷週之後，這時候身體狀況才會比較好！如果這樣的重量增幅太輕鬆，可用爆發式動作或做更多下！你會越來越強壯。

///// 訓練頻率 /////

理論上，這是一個一週訓練四天的計畫，第一日與第三日之間要休息至少七十二小時，第二日與第四日之間也一樣。「週」是人發明的概念，和生理學無關，也與訓練適應無關。如果你一週不能訓練四天，就將你的訓練「週」拉長到八到十天，符合你個人需求。你不一定要遵循第一日週一、第二日週二、第三日週四、第四日週五；你也可以第一日週一、第二日週三、第三日週五、第四日下週一，然後下一個第一日是週三，重要的是找到適合你的方法。

///// 動作選擇 /////

臥舉輔助動作

- 木板臥舉（1-5）
- 寬握暫停臥舉

- 地板臥舉
- 靜態啟動臥舉（一次做一下，總共做三到八下，可達到良好輔助效果）
- 窄握上斜臥舉

蹲舉輔助動作

- 前蹲舉
- 暫停蹲舉
- 奧林匹克暫停蹲舉
- Zercher 蹲舉
- 過頭蹲舉
- 靜態啟動蹲舉（一次做一下，總共做三到八下，可達到良好輔助效果）

胸部訓練動作

- 上斜啞鈴飛鳥
- 平板啞鈴飛鳥
- 下斜啞鈴飛鳥
- 啞鈴仰臥拉舉
- 槌式啞鈴臥舉
- 登階動作

肱二頭肌訓練動作

- 佐特曼彎舉
- 槓鈴二十一彎舉
- 啞鈴上斜彎舉（手掌全程朝上）
- 反手彎舉
- EZ 槓彎舉

肱三頭肌訓練動作

- 槓鈴地板暫停肱三頭肌伸展
- 肱三頭肌伸展
- 划船式啞鈴肱三頭肌伸展
- 法式彎舉
- 槓鈴屈臂臥舉
- 迪克推舉

划船動作

- 靜態啟動屈體划船
- 反手划船
- 單手啞鈴划船
- 頭部輔助划船
- 地雷管雙手划船

腿後肌訓練動作

- 俯臥腿彎舉
- 單腳硬舉
- 羅馬尼亞硬舉
- 臀腿舉
- 纜繩羅馬尼亞硬舉

///// 一週四日訓練 /////

第一週

請注意：最重要的一組是休息──暫停那一組。根據我們的實驗，六組訓練組的效果最好，但如果你覺得這樣太多，可以減少至三到五組。

第一日

動作	重量	組數	次數	備註
臥舉	80%	6	3	最後一組使用休息──暫停二十，即休息暫停組內的小組間休息二十秒。在休息暫停組，盡可能多做，休息二十秒，再繼續，再休息二十秒，再繼續。不要做到力竭，要保留一下的次數。
臥舉輔助動作		2-3	6-10	
胸部訓練動作		3	10-15	
肱三頭肌訓練動作		4	10-15	
引體向上或反手引體向上變化動作		3	5-10	如果能超過十下，就額外增加負重。
華雷斯山谷二十伏地挺身		20	1-20	若可在八分鐘以內完成，就做更困難的變化動作，例如印度、鑽石、下斜伏地挺身等。

第二日

動作	重量	組數	次數	備註
蹲舉	80%	6	3	最後一組使用休息——暫停二十，即休息暫停組內的小組間休息二十秒。在休息——暫停組，盡可能多做，休息二十秒，再繼續，再休息二十秒，再繼續。不要做到力竭，要保留一下的次數。
蹲舉輔助動作		2	5-8	
腿後肌訓練動作		4-5	5-8	
弓箭步	自身體重	3	最大	一分鐘內盡量多做。
囚犯深蹲	自身體重	最大	5-10	盡量增加反覆次數，不要試著增加時間或加重。
站姿負重捲腹		5	10-15	

第三日

動作	重量	組數	次數	備註
肩推	80%	1	RP	使用休息–暫停二十，即休息暫停組內的小組間休息二十秒。在休息暫停組，盡可能多做，休息二十秒，再繼續，再休息二十秒，再繼續。不要做到力竭，要保留一下的次數。
雙槓下推		4	6-10	若能超過十下，就增加額外負重。
倒立肩推	自身體重	3	10-15	若無法執行，就做退階動作。
反式飛鳥		3	10-15	
肱三頭肌伸展		2	20-30	
腹肌訓練動作		5		自行選擇。

第四日

動作	重量	組數	次數	備註
硬舉	85%	8	1	最後一組使用休息——暫停二十，即休息暫停組內的小組間休息二十秒。在休息暫停組，盡可能多做，休息二十秒，再繼續，再休息二十秒，再繼續。不要做到力竭，要保留一下的次數。
聳肩變化動作		3	10-15	可使用槓鈴或啞鈴
總反覆次數方法反手引體向上一百		？？	？？	每一組都做到力竭，若能做到八組，就增加十磅額外負重，之後每次能做到八組，就再加十磅。
划船動作		3	5-8	
肱二頭肌訓練動作		4	10-15	
負重側彎		3	10-12	使用一個啞鈴，或將槓鈴高舉過頭。

第二週

第一日

動作	重量	組數	次數	備註
臥舉	85%	6	2	最後一組使用休息——暫停三十，即休息暫停組內的小組間休息三十秒。在休息暫停組，盡可能多做，休息三十秒，再繼續，再休息三十秒，再繼續。不要做到力竭，要保留一下的次數。
臥舉輔助動作		2-3	6-10	
胸部訓練動作		3	10-15	
肱三頭肌訓練動作		4	10-15	
引體向上或反手引體向上變化動作		3	5-10	若能超過十下，就增加額外負重。
華雷斯山谷二十伏地挺身		20	1-20	若能在七分鐘內完成，就增加一下反覆次數，直到做滿七分鐘為止。如果達成最終目標的三十下，你就能成為合可得 BMF 惡男冠軍。

第二日

動作	重量	組數	次數	備註
蹲舉	85%	6	2	最後一組使用休息——暫停三十，即休息暫停組內的小組間休息三十秒。在休息暫停組，盡可能多做，休息三十秒，再繼續，再休息三十秒，再繼續。不要做到力竭，要保留一下的次數。
蹲舉輔助動作		2	5-8	
腿後肌訓練動作		4-5	5-8	
弓箭步	自身體重	3	最大	一分鐘內盡量多做。
印度深蹲	自身體重	1	最大	連續三分鐘，不要做太快，要維持肌肉張力。
站姿負重捲腹		5	10-15	

第三日

動作	重量	組數	次數	備註
肩推	84%	1	RP	使用休息──暫停三十，即休息暫停組內的小組間休息三十秒。在休息暫停組，盡可能多做，休息三十秒，再繼續，再休息三十秒，再繼續。不要做到力竭，要保留一下的次數。
肩推	72%	1	RP	使用休息──暫停二十，即休息暫停組內的小組間休息二十秒。在休息暫停組，盡可能多做，休息二十秒，再繼續，再休息二十秒，再繼續。不要做到力竭，要保留一下的次數。
雙槓下推		4	6-10	若能超過十下，就增加額外負重。
倒立肩推	自身體重	3	10-15	若無法執行，就做退階動作。
反式飛鳥		3	10-15	
鑽石伏地挺身		2	RP	使用休息──暫停二十，即休息暫停組內的小組間休息二十秒。在休息暫停組，盡可能多做，休息二十秒，再繼續，再休息二十秒，再繼續。不要做到力竭，要保留一下的次數。
腹部訓練動作		5		自行選擇。

第四日

動作	重量	組數	次數	備註
硬舉	88%	6	1	最後一組使用休息——暫停三十，即休息暫停組內的小組間休息三十秒。在休息暫停組，盡可能多做，休息三十秒，再繼續，再休息三十秒，再繼續。不要做到力竭，要保留一下的次數。
聳肩變化動作		3	10-15	使用槓鈴或啞鈴。
總反覆次數方法反手引體向上八十		？？	？？	每一組都做到力竭，若能做到十二組，就增加十磅，每次做到十二組都增加十磅。
划船動作		3	5-8	使用槓鈴或啞鈴。
肱二頭肌訓練動作		4	10-5	
負重側彎		3	10-12	使用一個啞鈴，或是將槓鈴高舉過頭。

第三週

第一日

動作	重量	組數	次數	備註
臥舉	90%	6	1	最後一組使用休息——暫停三十，即休息暫停組內的小組間休息三十秒。在休息暫停組，盡可能多做，休息三十秒，再繼續，再休息三十秒，再繼續。不要做到力竭，要保留一下的次數。
臥舉輔助動作		2-3	6-10	
胸部訓練動作		3	10-15	
肱三頭肌訓練動作		4	10-15	
引體向上或反手引體向上變化動作		3	5-10	若能超過十下，就增加額外負重。
撲克牌大挑戰		52	1-11	做得越快越好，若能在十五分鐘以內完成，你就能稱霸操場。

第二日

動作	重量	組數	次數	備註
蹲舉	90%	6	1	最後一組使用休息——暫停三十，即休息暫停組內的小組間休息三十秒。在休息暫停組，盡可能多做，休息三十秒，再繼續，再休息三十秒，再繼續。不要做到力竭，要保留一下的次數。
蹲舉輔助動作		2	5-8	
腿後肌訓練動作		4-5	5-8	
弓箭步	自身體重	3	最大	一分鐘內盡量多做。
深蹲跳	自身體重	8	最大	Tabata 方法，參見 Tabata 部分。
站姿負重捲腹		5	10-15	

第三日

動作	重量	組數	次數	備註
肩推	88%	1	RP	使用休息——暫停三十，即休息暫停組內的小組間休息三十秒。在休息暫停組，盡可能多做，休息三十秒，再繼續，再休息三十秒，再繼續。不要做到力竭，要保留一下的次數。
肩推	75%	1	RP	使用休息——暫停二十，即休息暫停組內的小組間休息二十秒。在休息暫停組，盡可能多做，休息二十秒，再繼續，再休息二十秒，再繼續。不要做到力竭，要保留一下的次數。
雙槓下推		4	6-10	若能超過十下，就增加額外負重。
倒立肩推	自身體重	3	10-15	若無法執行，就做退階動作。
反式飛鳥		3	10-15	
鑽石伏地挺身		2	RP	使用休息——暫停二十，即休息暫停組內的小組間休息二十秒。在休息暫停組，盡可能多做，休息二十秒，再繼續，再休息二十秒，再繼續。不要做到力竭，要保留一下的次數。
腹部訓練動作		5		自行選擇。

第四日

動作	重量	組數	次數	備註
硬舉	91%	4	1	最後一組使用休息——暫停三十，即休息暫停組內的小組間休息三十秒。在休息暫停組，盡可能多做，休息三十秒，再繼續，再休息三十秒，再繼續。不要做到力竭，要保留一下的次數。
聳肩變化動作		3	10-15	可使用槓鈴或啞鈴。
總反覆次數方法反手引體向上五十		？？	？？	每一組都做到力竭。若能做到九組，就增加十磅額外重量。每次只要能做到九組，就再增加十磅。
划船動作		3	5-8	可使用槓鈴或啞鈴。
肱二頭肌訓練動作		4	10-15	
負重側彎		3	10-12	使用一個啞鈴，或將槓鈴高舉過頭。

第四週（降負荷）

第一日

動作	重量	組數	次數	備註
臥舉	55%	2	5	
伏地挺身		2-3	10-15	
胸部訓練動作		2	10-15	第三週重量的 70%
肱三頭肌訓練動作		2	10-15	第三週重量的 70%
引體向上或反手引體向上變化動作		2	5-10	不要增加額外負重。

第二日

動作	重量	組數	次數	備註
蹲舉	55%	2	5	
印度深蹲	自身體重	1	最大	一分鐘內盡量多做。
弓箭步	自身體重	2	最大	一分鐘內盡量多做。
腿後肌訓練動作		2	6-8	第三週重量的 70%
棒式	自身體重	2	1	維持三十秒。

第三日

動作	重量	組數	次數	備註
肩推	55%	2	5	
雙槓下推	自身體重	1	最大	
倒立肩推	自身體重	2	6-10	若無法執行，就做退階動作。
下斜鑽石伏地挺身	自身體重	2	最大	
棒式	自身體重	2	1	維持三十秒。

第四日

動作	重量	組數	次數	備註
硬舉	55%	2	5	
總反覆次數方法反手引體向上	自身體重	？？	？？	不要增加額外負重。
反式划船		2	最大	一分鐘內盡量多做。
腹部訓練動作		5	10-15	自行選擇。

///// 一週三日訓練 /////

第一週

第一日

動作	重量	組數	次數	備註
蹲舉	80%	6	3	最後一組使用休息——暫停二十，即休息暫停組內的小組間休息二十秒。在休息暫停組，盡可能多做，休息二十秒，再繼續，再休息二十秒，再繼續。不要做到力竭，要保留一下的次數。
蹲舉輔助動作		2	5-8	
腿後肌訓練動作		4-5	5-8	
九十秒囚犯深蹲	自身體重	1	最大	不增加時間，試著增加次數。
站姿負重捲腹		5	10-15	

第二日

動作	重量	組數	次數	備註
臥舉	80%	6	3	最後一組使用休息——暫停二十，即休息暫停組內的小組間休息二十秒。在休息暫停組，盡可能多做，休息二十秒，再繼續，再休息二十秒，再繼續。不要做到力竭，要保留一下的次數。
臥舉輔助動作		2-3	6-10	
胸部訓練動作		3	10-15	
肱三頭肌訓練動作		4	10-15	
引體向上或反手引體向上變化動作		3	5-10	若能超過十下，就增加額外負重。
華雷斯山谷二十伏地挺身		20	20到1	若能在八分鐘以內完成，就做更困難的變化動作，例如印度、鑽石、下斜伏地挺身等等。

第三日

動作	重量	組數	次數	備註
硬舉	85%	8	1	最後一組使用休息——暫停二十，即休息暫停組內的小組間休息二十秒。在休息暫停組，盡可能多做，休息二十秒，再繼續，再休息二十秒，再繼續。不要做到力竭，要保留一下的次數。
肩推	80%	1	RP	最使用休息——暫停二十，即休息暫停組內的小組間休息二十秒。在休息暫停組，盡可能多做，休息二十秒，再繼續，再休息二十秒，再繼續。不要做到力竭，要保留一下的次數。

動作	重量	組數	次數	備註
聳肩變化動作		3	10-15	可使用槓鈴或啞鈴。
總反覆次數方法反手引體向上一百		？？	？？	每組都做到力竭，若能做到十二組，就增加十磅的額外負重。每次能做到十二組，就增加十磅。
划船訓練動作		3	5-8	可使用槓鈴或啞鈴。
肱二頭肌訓練動作		4	10-15	
負重側彎		3	10-12	使用一個啞鈴，或是將槓鈴高舉過頭。

第二週

第一日

動作	重量	組數	次數	備註
蹲舉	85%	6	2	最後一組使用休息——暫停三十，即休息暫停組內的小組間休息三十秒。在休息暫停組，盡可能多做，休息三十秒，再繼續，再休息三十秒，再繼續。不要做到力竭，要保留一下的次數。
蹲舉輔助動作		2	5-8	
腿後肌訓練動作		4-5	5-8	
印度深蹲	自身體重	1	最大	連續三分鐘，維持肌肉張力。
站姿負重捲腹		5	10-15	

第二日

動作	重量	組數	次數	備註
臥舉	85%	6	2	最後一組使用休息——暫停三十，即休息暫停組內的小組間休息三十秒。在休息暫停組，盡可能多做，休息三十秒，再繼續，再休息三十秒，再繼續。不要做到力竭，要保留一下的次數。
臥舉輔助動作		2-3	6-10	
胸部訓練動作		3	10-15	
肱三頭肌訓練動作		4	10-15	
引體向上或反手引體向上變化動作		3	5-10	若能超過十下，就增加額外負重。
撲克牌大挑戰十分鐘		52	1-11	十分鐘內盡可能多做，若能完成整副牌，你就是萬中選一的絕世高手。

第三日

動作	重量	組數	次數	備註
硬舉	88%	6	1	最後一組使用休息——暫停三十，即休息暫停組內的小組間休息三十秒。在休息暫停組，盡可能多做，休息三十秒，再繼續，再休息三十秒，再繼續。不要做到力竭，要保留一下的次數。
肩推	85%	1	RP	使用休息——暫停三十，即休息暫停組內的小組間休息三十秒。在休息暫停組，盡可能多做，休息三十秒，再繼續，再休息三十秒，再繼續。不要做到力竭，要保留一下的次數。

動作	重量	組數	次數	備註
聳肩變化動作		3	10-15	可使用槓鈴或啞鈴。
總反覆次數方法反手引體向上一百		？？	？？	每組都做到力竭，若能做到十二組，就增加十磅額外負重。每次能做到十二組，就增加十磅。
划船訓練動作		3	5-8	可使用槓鈴或啞鈴。
肱二頭肌訓練動作		4	10-15	
負重側彎		3	10-12	使用一個啞鈴，或是將槓鈴高舉過頭。

第三週

第一日

動作	重量	組數	次數	備註
蹲舉	90%	6	1	最後一組使用休息——暫停三十，即休息暫停組內的小組間休息三十秒。在休息暫停組，盡可能多做，休息三十秒，再繼續，再休息三十秒，再繼續。不要做到力竭，要保留一下的次數。
蹲舉輔助動作		2	5-8	
腿後肌訓練動作		4-5	5-8	
Tabata 跳躍弓箭步	自身體重	8	最大	參見 Tabata 描述。
站姿負重捲腹		5	10-15	

第二日

動作	重量	組數	次數	備註
臥舉	90%	6	1	最後一組使用休息——暫停三十，即休息暫停組內的小組間休息三十秒。在休息暫停組，盡可能多做，休息三十秒，再繼續，再休息三十秒，再繼續。不要做到力竭，要保留一下的次數。
臥舉輔助動作		2-3	6-10	
胸部訓練動作		3	10-15	
肱三頭肌訓練動作		4	10-15	
引體向上或反手引體向上變化動作		3	5-10	若能超過十下，就增加額外負重。
監獄十五印度伏地挺身		15	1-15	若能在八分鐘以內完成，就增加次數。

第三日

動作	重量	組數	次數	備註
硬舉	91%	4	1	最後一組使用休息——暫停三十，即休息暫停組內的小組間休息三十秒。在休息暫停組，盡可能多做，休息三十秒，再繼續，再休息三十秒，再繼續。不要做到力竭，要保留一下的次數。
肩推	88%	1	RP	使用休息——暫停三十，即休息暫停組內的小組間休息三十秒。在休息暫停組，盡可能多做，休息三十秒，再繼續，再休息三十秒，再繼續。不要做到力竭，要保留一下的次數。
聳肩變化動作		3	10-15	可使用槓鈴或啞鈴。

負重反手引體向上		5	5	盡可能做重一點。
划船動作		3	5-8	可使用槓鈴或啞鈴。
肱二頭肌訓練動作		4	10-15	
負重側彎		3	10-12	使用一個啞鈴,或將槓鈴高舉過頭。

第四週(降負荷)

第一日

動作	重量	組數	次數	備註
蹲舉	55%	3	5	
泰森深蹲訓練				參照先前敘述。
弓箭步走路				連續兩分鐘,維持肌肉張力。
腿後肌訓練動作		3	5	第三週重量的 70%。
棒式		3	1	維持三十秒。

第二日

動作	組數	時間	分鐘	備註
臥舉	55%	3	5	
印度伏地挺身		3	12	
下斜伏地挺身		1	最大	
鑽石伏地挺身		1	最大	
棒式		3	1	維持三十秒。

第三日

動作	重量	組數	次數	備註
硬舉	60%	6	1	
引體向上		1	最大	
反手引體向上		1	最大	
棒式		3	1	維持三十秒。

　　三日訓練計畫的漸進與四日計畫一樣，完成四週的訓練後，就在主要訓練動作增加五磅，再開始下一次循環。如果動作做起來很容易，就用爆發式的方法做動作，或是在休息－暫停時增加次數，但不要再加重。

///// 一週兩日訓練 /////

第一週

第一日

動作	重量	組數	次數	備註
蹲舉	80%	3	4	最後一組使用休息──暫停二十，即休息暫停組內的小組間休息二十秒。在休息暫停組，盡可能多做，休息二十秒，再繼續，再休息二十秒，再繼續。不要做到力竭，要保留一下的次數。
硬舉	85%	1	4	最後一組使用休息──暫停二十，即休息暫停組內的小組間休息二十秒。在休息暫停組，盡可能多做，休息二十秒，再繼續，再休息二十秒，再繼續。不要做到力竭，要保留一下的次數。

動作	重量	組數	次數	備註
Tabata 深蹲跳				參照先前敘述。
反手引體向上		6	6	盡可能加重。
Tabata 波比				參照先前敘述。
負重捲腹				

第二日

動作	重量	組數	次數	備註
超級組：臥舉搭配划船動作	80%	6	3/6	最後一組使用休息——暫停二十，即休息暫停組內的小組間休息二十秒。在休息暫停組，盡可能多做，休息二十秒，再繼續，再休息二十秒，再繼續。不要做到力竭，要保留一下的次數。
肩推	80%	1	RP	使用休息——暫停二十，即休息暫停組內的小組間休息二十秒。在休息暫停組，盡可能多做，休息二十秒，再繼續，再休息二十秒，再繼續。不要做到力竭，要保留一下的次數。
撲克牌大挑戰十二分鐘		52	1-11	若能完成整副牌，就增加阻力，或第二輪盡可能多做。
胸部訓練動作		1	力竭	
肱三頭肌訓練動作		1	力竭	
負重捲腹		4	8-12	

第二週

第一日

動作	重量	組數	次數	備註
蹲舉	85%	2	4	最後一組使用休息──暫停三十，即休息暫停組內的小組間休息三十秒。在休息暫停組，盡可能多做，休息三十秒，再繼續，再休息三十秒，再繼續。不要做到力竭，要保留一下的次數。
硬舉	88%	1	4	最後一組使用休息──暫停三十，即休息暫停組內的小組間休息三十秒。在休息暫停組，盡可能多做，休息三十秒，再繼續，再休息三十秒，再繼續。不要做到力竭，要保留一下的次數。
Tabata 跳躍弓箭步				參照先前敘述。
反手引體向上		5	5	盡可能加重。
Tabata 波比				參照先前敘述。
負重捲腹				

第二日

動作	重量	組數	次數	備註
超級組：臥舉搭配划船動作	85%	6	2/7	最後一組使用休息──暫停三十，即休息暫停組內的小組間休息三十秒。在休息暫停組，盡可能多做，休息三十秒，再繼續，再休息三十秒，再繼續。不要做到力竭，要保留一下的次數。

肩推	83%	1	RP	使用休息——暫停三十,即休息暫停組內的小組間休息三十秒。在休息暫停組,盡可能多做,休息三十秒,再繼續,再休息三十秒,再繼續。不要做到力竭,要保留一下的次數。
撲克牌大挑戰十二分鐘		52	1-11	若能完成整副牌,就增加阻力,或第二輪盡可能多做。
胸部訓練動作		1	力竭	
肱三頭肌訓練動作		1	力竭	
腹部訓練動作			4	自行選擇。

第三週

第一日

動作	重量	組數	次數	備註
蹲舉	90%	3	1	最後一組使用休息——暫停三十,即休息暫停組內的小組間休息三十秒。在休息暫停組,盡可能多做,休息三十秒,再繼續,再休息三十秒,再繼續。不要做到力竭,要保留一下的次數。
硬舉	90%	3	1	最後一組使用休息——暫停三十,即休息暫停組內的小組間休息三十秒。在休息暫停組,盡可能多做,休息三十秒,再繼續,再休息三十秒,再繼續。不要做到力竭,要保留一下的次數。
Tabata 囚犯深蹲				參照先前敘述。
反手引體向上		4	8	盡可能加重。

動作	重量	組數	次數	備註
Tabata 波比				參照先前敘述。
負重捲腹				

第二日

動作	重量	組數	次數	備註
超級組：臥舉搭配划船動作	90%	6	1/8	最後一組使用休息——暫停三十，即休息暫停組內的小組間休息三十秒。在休息暫停組，盡可能多做，休息三十秒，再繼續，再休息三十秒，再繼續。不要做到力竭，要保留一下的次數。
肩推	88%	1	RP	使用休息——暫停三十，即休息暫停組內的小組間休息三十秒。在休息暫停組，盡可能多做，休息三十秒，再繼續，再休息三十秒，再繼續。不要做到力竭，要保留一下的次數。
撲克牌大挑戰十二分鐘		52	1-11	若能完成整副牌，就增加阻力，或第二輪盡可能多做。
胸部訓練動作		1	力竭	
肱三頭肌訓練動作		1	力竭	
腹部訓練動作		4		自行選擇。

第四週（降負荷）

第一日

動作	重量	組數	次數	備註
蹲舉	55%	3	3	
硬舉	60%	1	4	
囚犯深蹲		3	25	
反手引體向上		3	5	不增加額外負重。
Tabata 波比				參照先前敘述。
棒式		3	1	維持三十秒。

第二日

動作	重量	組數	次數	備註
超級組：臥舉搭配划船動作	55%	2	5/8	使用第三週重量的 70%。
肩推	60%	1	5	
華雷斯山谷十五分鐘伏地挺身		？？	？？	山谷越大越好，例如華雷斯山谷三十總共會有四百六十五下，這是個很棒的開始！
腹部訓練動作		4		自行選擇。

　　不管使用上述哪一種訓練天數，重點是完成一組循環以後，主要訓練動作增加五磅，再開始下一個循環。如果重量很輕，就使用爆發式動作，並在休息暫停組多做幾下。如果你夠自律，且不增加太多額外重量，本計畫可持續好幾個月。

請記住：關鍵是主要訓練動作！自身體重動作和其他訓練都能以書中列出的其他方式代替，但要堅守以上列出的重量。

關於頸部動作，請參照PART 8「你的盾牌：頸部」。頸部一週可訓練三次，但一週只需要練一到兩次，肌肉就會成長。

///// 組間休息準則 /////

- 臥舉、蹲舉、硬舉、肩推、負重雙槓下推：休息二至五分鐘，每次休息—暫停都算一組。
- 輔助動作：休息九十至一百二十秒。
- 自身體重動作：休息四十五至七十五秒。
- 孤立式訓練動作：休息三十至六十秒。

坐而言不如起而行！不如現在就開始訓練，練出夢想不到的肌力和體型吧！

PART

8

你的盾牌：頸部

　　試想一個情境：你和一個身材壯碩的朋友一起到附近的酒吧放鬆，過程中卻有一些惡霸來跟你這朋友挑釁。你會不會覺得這個情境很不合常理？也許你會覺得，這些人竟然去惹整間酒吧最大隻、最強壯、最具威脅性的人，根本是自找麻煩。

　　不過，如果有接受過監獄的「正規訓練」，這個人就絕對不是在找麻煩。受困在牢房這種小小的戰鬥區，會激發一個人的動物本能，而有這種經歷的囚犯通常都能搞清楚狀況。所以，一般人確實會被你朋友這身肌肉嚇到，但囚犯可沒那麼容易被唬住。

　　這些囚犯之所以能區分能打的肌肉和好看的肌肉，關鍵就在一個人頸部和肩膀上方的肌肉。有些人健身的目的只是為了照鏡子好看，他們的頸部和斜方肌都訓練不足，因為他們認為頸部和斜方肌過於發達，會讓肩膀看起來比較窄。在重視肌肉顏色和外型的健美世界，多數人確實覺得粗壯的頸部不好看；但若要擁有能夠嚇阻他人的體魄，關鍵就在頸部。

　　如果你想在打鬥中獲勝，或想看起來很不很惹，你的脖子絕對不能看起來像一疊銅板那麼細。

　　任何聰明的罪犯或街頭鬥士都會很認真讓自己變強，他們會花好幾個小時訓練肩膀肌力讓出拳更有力，或是花好多年增強握力讓掐住對手時更有力。不過，很多人都忘了盾牌的重要性。什麼意思呢？勇士上戰場時都必須有寶劍和盾牌，而徒手搏擊的盾牌就是頸部。

　　強壯的頸部不管在擂台或監獄操場，都是你最強而有力的盾牌。不過就算是神職人員、上班族、公立學校老師，或是囚犯，總會遇到需要用拳頭解決事情的情況。強壯的頸部讓你在開打前就更佔上風，因為你的體魄會更加嚇人。如果真的打起來，強壯的頸部讓你更能吸收打在頭部的攻擊，也讓別人更不容

易把你勒住。此外，強壯的頸部也讓你更能夠面對纏鬥的情境，例如在別人用膝蓋攻擊你的頭部時，你能用更好的位置去防禦，或是在頭部撞擊時更有力量。最後，一些非正式的觀察和研究也顯示，強壯的頸部能有效減少自由搏擊、角力、綜合格鬥（也就是徒手搏擊）帶來的相關傷害。

提升頸部肌力有很多方法，有些健身房有專門訓練頸部的器材。這些器材固然有用，但絕對有更有效的方法，而且不需要這些昂貴的器材。以槓鈴訓練動作而言，硬舉就是訓練頸部的好動作，而聳肩、直立划船、爆發式上膊都相當有效。不過，使用有限的器材訓練頸部時，建議參考以下的原則：

///// 頸部要強壯的話就點點頭 /////

從墨西哥最混亂貧民窟出來的巴西柔術和柔道高手，都把點頭當作主要訓練動作。操作方法如下：仰躺，將頭舉起，並將下巴往胸部的方向舉起，一組做四十下。頭都不要碰地，眼睛看左邊做四十下，然後再看右邊做四十下；接著一樣不讓頭碰地，讓左耳碰左肩膀四十下，再換右耳碰右肩膀四十下。重複這個循環二至三次，你會對這個動作的難度和效果相當訝異。此外，這個動作也能雕塑頸部和下巴附近的肌肉，打造經典的帥氣下巴線條，並把雙下巴消掉。

///// 走高（Walk Tall） /////

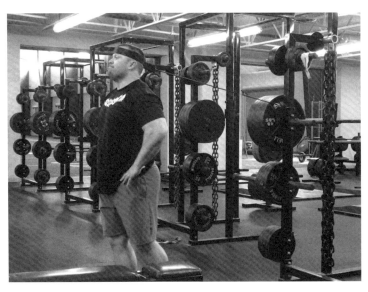

喬許・布萊恩

瑞克森·格雷西（Rickson Gracie）於一九九九年的紀錄片《Choke》中做出走高，讓這個動作聞名於世。操作方法如下：將彈力帶（沒氣的腳踏車輪或任何一條有彈性的繩子都可以）綁在固定的物體上（例如牢房的柵欄或床邊），並將另一端繞在額頭上。維持好姿勢，開始往前走，直到彈力帶拉緊，接著繼續慢慢往前走。這項非典型的訓練方式能夠增強頸部和整體肌力。

我們建議在彈力帶有張力的情況下，持續往前走三十到五十秒，總共做二到三組，組間休息則和動作時間差不多。必須專心維持好姿勢，不要試著用糟糕的姿勢走很遠。若要增加變化，可往後走或側走。

///// 打造一座橋讓肌力變強 /////

幾個世紀以來，摔角選手使用的頸部橋式，也受到角力選手以及一些拳擊手的喜愛。這個動作是麥克·泰森最愛的動作。這名重量級的拳王同時也是資深囚犯，最喜歡用頸部橋式來訓練頸部。頸部橋式屬於進階動作，所以有些人可能覺得很危險。不過就我們所知，效果必然伴隨著風險，任何絕對安全的事物都絕對無效。

操作方法如下：仰躺，將骨盆往天花板推上去，直到全身重量都落在腳趾和頭頂（用好姿勢把軀幹拱起）。初學者可試著先將雙手放在頭旁邊當作輔助，然後再慢慢試著做到上述的動作。第一次做先嘗試維持二十秒，再慢慢進步到連續一分鐘。

若能做到一分鐘，其實就不太有必要做更長的時間。進步的過程中需慢慢增加時間，一次不要進步超過五秒。請記住，這是相對進階的動作，若頸部肌肉缺乏足夠訓練基礎，不建議嘗試。

頸部橋式一個有效的變化動作是前頸部橋式。操作法是將身體拱起來，只有雙腳和頭部接觸地面。做前頸部橋式時肚子會朝向地面（背部朝上）。很明顯，不管是哪種頸部橋式，最好是在軟墊上執行；但如果你只有硬地板（例如牢房中冷冰冰的地板，或奢華公寓的硬木地板），可使用枕頭或捲起被子當作軟墊。和傳統頸部橋式一樣，若要降低強度，可將手放在地上以減輕頸部承受的重量。就算你已經能夠在不用雙手的情況下用頸部支撐你的重量，還是要將雙手放在預備位置，以防力竭或滑倒。先從十到二十秒開始，再慢慢進步到一分鐘，漸進模式和傳統頸部橋式相同。

///// 持續漸進你的頸部訓練 /////

隨著你的頸部越來越強壯,你可以繼續挑戰自己!但是必須小心謹慎,畢竟頸部受傷可不是開玩笑的。

///// 動態頸部橋式 /////

許多綜合格鬥選手和老江湖囚犯都會使用更進階的頸部橋式。動態頸部橋式會先從傳統頸部橋式開始,然後將雙腳轉向,到達前頸部橋式的位置,再將腳踢回傳統頸部橋式。這個動作非常進階,剛開始做一定要用雙手輔助。

///// 頸部橋式拉舉 /////

這個動作也屬於進階動作,並且是很多資深訓練者的最愛,可訓練頸部肌肉、斜方肌、肩膀、上背部、肱三頭肌,同時提升協調性和平衡感。先來到傳統頸部橋式,再用啞鈴、牛奶罐或任何可以手持的重物,執行仰臥拉舉。這個動作很難,操作時必須非常小心。

///// 禪與失傳的等長肌力 /////

頸部等長訓練動作也很多,而你應該盡量用具特殊性的訓練動作,也就是與打鬥時類似的動作。因此,和健身房中使用槓鈴訓練的夥伴不一樣的是,以下動作都採用站姿,而不是坐姿。你唯一該使用坐姿的時機,只有喝監獄酒或是在附近酒吧喝啤酒的時候。執行以下站姿頸部等長訓練動作時,頭部都會與肩膀呈一直線(中立姿勢),眼睛往正前方看,能讓你建立良好姿勢,和那些冷血的街頭鬥士一樣。而且這些動作既有效又相對安全,也能為頸部橋式所需的肌力打下很好的基礎。

///// 頸前肌肉的等長訓練動作 /////

維持中立姿勢，將一手或雙手放在額頭上，然後用全力將額頭推向手掌的方向。為了讓頭部對抗足夠阻力，你的手不能被頭推動，要維持靜態（等長收縮）。維持七到十秒，重複五到十次。這個動作也可以用不會動的物體來做，或是請訓練夥伴幫忙提供阻力。

///// 頸後肌肉的等長訓練動作 /////

起始位置一樣是中立姿勢，但現在要將雙手放在後腦杓，來提供等長收縮的阻力。將頭全力往後推，對抗雙手的阻力，雙手一樣不能被頭推動。一樣可以用不會動的物體來做，或請夥伴幫忙。維持七到十秒，重複五到十次。

///// 頸側肌肉（頸夾肌）的等長訓練動作 /////

這是老派大力士最喜歡的訓練動作。先將手掌抵住頭的右側，用全力把頭推向手掌的方向，手不能被頭推動。維持七到十秒，重複四到六次（左邊也要算），一樣可以使用不會動的物體來做，或請夥伴幫忙。

///// 頸帶訓練 /////

這是一個很棒的功能性動態動作，可以練出嚇人的頸部肌力和大塊的肌肉。頸帶是皮製的帽子或帶子，緊緊套在頭上，主要用來訓練頸前和頸後的肌肉。頸帶上會綁一條鐵鍊，鐵鍊上繫著重量。槓片裝上鐵鍊後，慢慢將頭往後（延伸）移動對抗阻力。一開始先做十五到五十下的高次數，總共二至三組。肌力漸漸提升且動作越來越熟悉後，可增加負重，並將次數降至五到十二下。德州健力選手吉姆‧沃洛寧（Jim Voronin）的頸圍是二十六吋，他曾經用三百磅做了六下。頸帶訓練可以站姿操作，也可以平躺在板凳上做。

有些人甚至會平躺在板凳上做這個動作，將重量朝向地面，然後下巴往胸口的方向收進來。這個變化動作非常困難，必須使用很輕的重量。

如果你很想練出類似的頸部肌力但是沒有頸帶，可以自己提供等長動作的阻力，或是找一個你完全信任的夥伴來提供阻力。頸帶訓練比頸部訓練器械更好，因為你必須徵召穩定肌群，才能有效移動重量。此外，器械只能使用單一動作模式，但頸帶訓練則允許自由動作。

堅固的盾牌很重要

許多人認為頸部訓練只不過是體能訓練的一部份，但對於能打的街頭鬥士而言，頸部訓練不可或缺。要練就強壯，就必須成為一個隨時準備好戰鬥的鬥士。準備戰鬥時，記得把劍磨利，並強化你的盾牌。

PART

9

解決你的弱點

　　查克・賽普斯（Chuck Sipes）年輕時曾夢想成為優秀的美式足球員，但他的中學教練認為他太過矮小，不適合打球。儘管如此，他還是在運動界闖出一片天。

　　愛因斯坦曾說：「巧合是上帝不欲為人知的作為」。賽普斯年輕時就住在查克・庫克（Chuck Coker）的隔壁，可說是巧合，也可說是上帝的眷顧。庫克最有名的事蹟，大概就是創造 Universal 健身器材，而他也設計出類似周邊心臟訓練（Peripheral Heart Training）的循環訓練方法。無獨有偶，這名健身界的先驅與他「矮小」的鄰居結識，使得賽普斯日後在肌力和健美都達到相當了不起的成就。在庫克的指導下，賽普斯臥舉的重量高達五百七十磅（只差世界紀錄五十磅左右），同時也能完成令人咋舌的大力士比賽。

　　後來賽普斯轉換跑道，開始健美訓練，要在每天十二小時的伐木工作間擠出訓練時間。不過賽普斯靠著堅毅與決心，終於在健美界闖出名堂。他是一九五九年的美國先生、一九六〇年的宇宙先生、一九六七年奧林匹亞先生亞軍。

　　賽普斯後來在加州青年監獄（California Youth Authority）服務，他帶領獄中這些誤入歧途的年輕人進行肌力訓練，讓他們體驗艱苦的戶外生活模式，希望能改變這些年輕人的一生。由於賽普斯對健身文化的奉獻，他許多學生都找到人生的方向，後來也都改過自新。賽普斯於一九九三年去世，他鼓吹嚴格訓練的好處，幫助了許多獄中的年輕人。

////// **我們的發現** //////

　　與安傑羅・懷特等人討論洛杉磯中南部健美黃金時代的時候，我們聽到早期瘸幫壯碩成員的故事，例如史丹利・威廉斯、克雷格・孟森（Craig Munson），以及麥克‧克利希恩。似乎很多年輕罪犯都想練出與這些傳奇人物相當的體魄，所以他們在加州青年監獄接受「巨巨輔導員」的訓練之後，都真的變壯許多。

根據這些人對於這名輔導員的描述，以及使用的訓練方法，我們合理推測，賽普斯就是這種監獄式訓練計畫的創始人。

///// 過度訓練？訓練不足？ /////

現在很多新手越來越執著於避免過度訓練，而賽普斯的訓練方法則屬於老派的紮實訓練。他的訓練計畫包括相當多的組數、次數以及很重的重量；而且組間休息很少超過十到三十秒。這種訓練心態的背後是超強的動機，而不是科學理論。

一條鐵鍊的強度，會受到最弱那個環節的限制；而獄中可不容許弱點的存在。因此，賽普斯的訓練計畫就是針對較弱的身體部位。訓練計畫背後的原理，是來自賽普斯提升頻率的訓練法。所有訓練當然都包含大重量動作來訓練大肌群，但同時也讓你能夠補強較弱的肌群。

///// 提升頻率訓練法 /////

提升頻率訓練法的關鍵是策略性計畫，並妥善安排至你的訓練計畫。

有些健美訓練方法有科學證據，但也有些方法純粹是口耳相傳。例如很多人都有一個迷思，就是一個肌肉一週只能訓練一次。但是囚犯使用提升頻率訓練法，打破了這個常見的迷思。

不過，我們還是必須了解提升頻率訓練法的一些細節。年輕人恢復速度比較快、小肌群恢復速度比較快，且慢縮肌為主的肌群恢復速度較快。換句話說，若強度維持相同，年輕人訓練小腿的頻率，絕對大於老人訓練腿後肌群的頻率。

提升訓練頻率固然可以補強較弱的肌群，但還是要注意關節和（或）中樞神經系統的壓力。具體的做法就是，有些時候要將訓練強度降低。

以下訓練的執行時間不要超過六週。

每個動作每週都要持續加重。

///// 加強前臂 /////

粗壯的前臂讓你開會時講話更大聲。要練出讓你連穿著最喜歡的襯衫都會想捲起袖子的前臂，可嘗試以下前臂加強訓練。

第一日

動作	重量	組數	次數	備註
蹲舉	65%, 75%, 80%, 80%, 80%	5	5	除非特別註明，否則所有百分比皆由 1RM 來計算。
肩推	65%, 75%, 80%, 80%, 80%	5	5	
抓舉式硬舉	65%	1	最大	百分比由傳統硬舉 1RM 來計算。
雙槓下推		3	8	盡可能加重。
舉腿		5	15	

第二日

動作	重量	組數	次數	備註
反向彎舉		5	5	維持好動作，盡可能加重，離心階段要做五秒。
佐特曼彎舉		3	15, 12, 10	如果可以，使用矽膠粗握把。
啞鈴屈腕／啞鈴伸腕		4	15/15	使用超級組。
對握引體向上		2	力竭	在握把上加條毛巾。
擠橡膠球、捲報紙、握力器等等		3		根據喜好選擇不同的前臂動作，自行決定次數。

第三日

動作	重量	組數	次數	備註
前蹲舉		5	5	一開始輕一點，第二組稍微加重，第三組再重一些，後面兩組與第三組一樣重。
臥舉	65％，75％，80％，80％，80％	5	5	
硬舉	65％，75％，80％，80％，80％	5	5	
引體向上		5	5	一開始輕一點，第二組稍微加重，第三組再重一些，後面兩組與第三組一樣重。
棒式		3	1	每組都做三十秒。

第四日

重複第二日。

第五日

動作	重量	組數	次數	備註
蹲舉	65％	1	20	
屈體划船		5	5	一開始輕一點，第二組稍微加重，第三組再重一些，後面兩組與第三組一樣重。每一組做完後，立刻用合重量的啞鈴做二十下仰臥拉舉，專注深呼吸以及良好的伸展。

動作		組數	次數	備註
上斜啞鈴臥舉		5	12	一開始輕一點，第二組稍微加重，第三組再重一些，後面兩組與第三組一樣重。
負重仰臥起坐		3	12	

第六日

重複第二日和第四日。

///// 加強手臂 /////

賽普斯曾說：「拓荒者、工匠、伐木工、木匠、建築工人等都需要強壯的手臂，才能把任務做好；而手臂最強壯的人終究會最受敬重。」

如果想練出令人敬重的手臂，嘗試以下這個艱苦的訓練：

第一日

動作	重量	組數	次數	備註
蹲舉	65%，75%，80%，80%，80%	5	5	
肩推	65%，75%，80%，80%，80%	5	5	
抓舉式硬舉	65%	1	最大	百分比由傳統硬舉 1RM 來計算。
上斜啞鈴臥舉		4	8	一開始輕一點，第二組稍微加重，第三組再重一些，後面兩組與第三組一樣重。
舉腿		5	15	

第二日

動作	重量	組數	次數	備註
作弊彎舉		5	5	專注離心階段。一開始輕一點，第二組稍微加重，第三組再重一些，後面兩組與第三組一樣重。組間休息要在六十秒以內。
槓鈴屈臂臥舉		5	10	一開始輕一點，第二組稍微加重，第三組再重一些，後面兩組與第三組一樣重。
超級組：反手引體向上／上斜啞鈴彎舉		4	5,12	總共做四個超級組，初始重量越重越好。如有需要，每一組可降低重量。上斜彎舉動作的底部要讓手完全伸直；反手引體向上盡可能加重。兩個動作之間不休息。
超級組：雙槓下推／法式彎舉		4	6,15	總共做四個超級組，初始重量越重越好。如有需要，每一組可降低重量。法式彎舉動作的底部要讓手完全伸直；雙槓下推盡可能加重。兩個動作之間不休息。
錘式彎舉		4	15	一開始輕一點，第二組稍微加重，第三組再重一些，後面兩組與第三組一樣重。
下斜啞鈴肱三頭肌伸展		4	12	一開始輕一點，第二組稍微加重，第三組再重一些，後面兩組與第三組一樣重。

第三日

動作	重量	組數	次數	備註
前蹲舉		5	5	一開始輕一點，第二組稍微加重，第三組再重一些，後面兩組與第三組一樣重。
肩推	65%，75%，80%，80%，80%	5	5	
硬舉	65%，75%，80%，80%，80%	5	5	
引體向上		5	5	一開始輕一點，第二組稍微加重，第三組再重一些，後面兩組與第三組一樣重。
棒式		3	1	維持三十秒。

第四日

重複第二日。

第五日

動作	重量	組數	次數	備註
蹲舉	65％	1	20	
屈體划船		5	5	一開始輕一點，第二組稍微加重，第三組再重一些，後面兩組與第三組一樣重。
硬舉	65％，75％，80％，80％，80％	5	5	
引體向上		5	5	一開始輕一點，第二組稍微加重，第三組再重一些，後面兩組與第三組一樣重。
棒式		3	1	維持三十秒。
啞鈴肩推		5	12	一開始輕一點，第二組稍微加重，第三組再重一些，後面兩組與第三組一樣重。

第六日

重複第二日與第四日。

///// 最大的罩子 /////

壯碩吸睛的罩子，是最容易贏得關注和尊重的利器。要練出讓多數男人稱羨、讓裁縫師害怕的胸肌，請執行以下訓練計畫。

第一日

動作	重量	組數	次數	備註
蹲舉	65%，75%，80%，80%，80%	5	5	
肩推	65%，75%，80%，80%，80%	5	5	
抓舉式硬舉	65%	1	最大	百分比由傳統硬舉 1RM 來計算。
反手引體向上		4	8	一開始輕一點，第二組稍微加重，第三組再重一些，後面兩組與第三組一樣重。
舉腿		5	15	

第二日

動作	重量	組數	次數	備註
臥舉	85%，75%，70%，65%	4	5,10,10,最大	
上斜啞鈴臥舉		4	12	一開始輕一點，第二組稍微加重，第三組再重一些，後面兩組與第三組一樣重。
超級組：反握臥舉／雙槓下推		4	8,8	總共做四個超級組，初始重量越重越好。如有需要，每一組可降低重量。雙槓下推盡可能加重，並強調動作前傾。兩個動作之間不休息。
啞鈴仰臥拉舉		3	20	強調呼吸、胸部收縮和伸展。
啞鈴飛鳥		4	12	強調胸部收縮和伸展。

第三日

動作	重量	組數	次數	備註
前蹲舉		5	5	一開始輕一點，第二組稍微加重，第三組再重一些，後面兩組與第三組一樣重。
硬舉	65%，75%，80%，80%，80%	5	5	
引體向上		5	5	一開始輕一點，第二組稍微加重，第三組再重一些，後面兩組與第三組一樣重。
作弊彎舉		5	5	一開始輕一點，第二組稍微加重，第三組再重一些，後面兩組與第三組一樣重。
棒式		3	1	維持三十秒。

第四日

與第二日相同。

第五日

動作	重量	組數	次數	備註
蹲舉	65%	1	20	
屈體划船		5	5	一開始輕一點，第二組稍微加重，第三組再重一些，後面兩組與第三組一樣重。
引體向上		5	5	一開始輕一點，第二組稍微加重，第三組再重一些，後面兩組與第三組一樣重。

動作	重量	組數	次數	備註
負重仰臥起坐		3	12	
啞鈴肩推		5	12	一開始輕一點,第二組稍微加重,第三組再重一些,後面兩組與第三組一樣重。

第六日

與第二日和第四日相同。

///// 加強上背部 /////

要練出撐爆囚服和運動大衣的上背部,請執行以下訓練計畫。

第一日

動作	重量	組數	次數	備註
蹲舉	65%,75%,80%,80%,80%	5	5	
肩推	65%,75%,80%,80%,80%	5	5	
雙槓下推		5	5	一開始輕一點,第二組稍微加重,第三組再重一些,後面兩組與第三組一樣重。
舉腿		5	15	

第二日

動作	重量	組數	次數	備註
對握引體向上		？？	100	雙手握距六吋，做到力竭，休息四十五秒再繼續做，直到總數達到一百下。總共可能會花八到十組，所以如果可以的話，就增加一些額外負重。

第三日

動作	重量	組數	次數	備註
前蹲舉		5	5	一開始輕一點，第二組稍微加重，第三組再重一些，後面兩組與第三組一樣重。
硬舉	65%，75%，80%，80%，80%	5	5	
屈體划船		5	5	一開始輕一點，第二組稍微加重，第三組再重一些，後面兩組與第三組一樣重。
槓鈴屈臂臥舉		4	8	一開始輕一點，第二組稍微加重，第三組再重一些，後面兩組與第三組一樣重。
棒式		3	1	維持三十秒。

第四日

動作	重量	組數	次數	備註
寬握引體向上		？？	60	做到力竭,休息四十五秒後繼續,直到總數達到六十下。總共應該會花五到八組,所以可以的話就增加一些額外負重。
面拉		3	12	強調肌肉收縮和動作品質。
屈體飛鳥		12	4	強調肌肉收縮和動作品質。

第五日

動作	重量	組數	次數	備註
蹲舉	65%	1	20	
登階		5	8	一開始輕一點,第二組稍微加重,第三組再重一些,後面兩組與第三組一樣重。
啞鈴肩推		5	12	一開始輕一點,第二組稍微加重,第三組再重一些,後面兩組與第三組一樣重。
負重雙槓下推		3	12	一開始輕一點,第二組稍微加重,第三組再重一些。
棒式		3	1	維持三十秒。

第六日

動作	重量	組數	次數	備註
槓鈴聳肩		4	10	一開始輕一點,第二組稍微加重,第三組再重一些,後面兩組與第三組一樣重。
反手引體向上		？？	100	做到力竭,休息四十五秒再繼續做,直到總數達到一百下。總共可能會花八到十組,所以如果可以的話,就增加一些額外負重。

///// 指引 /////

以上訓練計畫的強度都非常高，一般程度的訓練者無法完成。每一個訓練
計畫都做六週，然後要間隔至少六週的時間，再進行其他任何一個加強計畫。

- 初始重量要小心選擇，每週每個動作都要加重。如果沒有加重，頂多
  只能維持，無法進步。
- 每磅體重至少要攝取二十大卡的熱量（如果你要增肌，就必須維持熱
  量過剩）。
- 每磅體重至少要攝取一點五公克的蛋白質（比某些專家的建議量還多，
  但我們的訓練負荷相當大）。
- 補充支鏈胺基酸。

///// 實際應用 /////

以下方法也可以補強落後的身體部位，而且比以上的計畫容易些。
假設你的手臂後側較弱，然後你現在的訓練模式如下：

- 週一：胸
- 週二：手臂
- 週四：背
- 週五：肩
- 週六：腿

在週一和週四另外找時間或原本的訓練中，加入彈力帶肱三頭肌下推，用
百分之七十的強度（十五到二十下最大重量的百分之七十）做三組十五到二十
下；滾動啞鈴肱三頭肌伸展，用百分之六十的強度做三組十二下，以及過頭啞
鈴伸展，用百分之六十的強度做三組十下。

八週下來，肱三頭肌的訓練會從原本的八次變成二十四次，而且過程中不
會讓中樞神經系統負擔太大，也不會犧牲其他訓練。

「科學仔」都說，一個肌群訓練後要四十八小時才會恢復，這個說法並未考量特定的訓練強度。如果你的訓練只有每天用自身體重蹲舉十五下，你需要的恢復時間當然比湯姆‧普拉茲（Tom Platz）的腿部訓練少得多，因為他的訓練方法要求最後一組都做到力竭。

///// 補充建議 /////

　　針對落後的身體部位，可使用次大強度、高頻率訓練來補強。如果沒時間一天訓練兩次也沒關係，可以使用「穿插訓練組」來訓練落後的部位，也就是在主要動作的組間休息時，加入落後小肌群的訓練，例如在蹲舉的組間加入彈力帶肱三頭肌下推。這個道理和囚犯在操場訓練的時間有限一樣，你加入了額外訓練，但並沒有多花時間。

　　要讓落後的部位變強，可提升訓練頻率來增加肌力。

　　賽普斯說：「很多人只想讓肌肉充血，卻不在意肌力。從我一路參加肌力相關比賽的訓練過程，我發現我的體型和肌力總是一起成長。聽起來很單純，但事實就是如此。如果你想練得更巨，就要提升肌力。」

PART

10

徒手搏鬥（自保）

　　牢房和多數人家客廳的空間都很小，不適合做傳統的有氧訓練；在操場的時間有限，或是工時太長，也讓很多人沒時間做長距離的跑步。因此，時間較短、強度較高的間歇訓練，就是提升心跳率和代謝率的最佳訓練模式。為了讓訓練更具功能性，監獄重訓在間歇訓練中加入紮實的格鬥技巧訓練。

　　我們指的不是在你家後院跟你弟弟打鬧，也不是在榮民醫院考驗彼此知不知道拳擊的昆斯貝利規則。我們指的是無規則格鬥，過程必然「骯髒、野蠻、短暫」（引用霍布斯的話）。

　　換句話說，你必須為了殘酷的現實訓練。街頭鬥毆通常有三個階段：打擊、纏鬥、扭打（遠距離、中距離、近距離）。在監獄操場或凌晨三點的加油站，跟人扭打可能出現的問題，就是你不知道誰會來重踩你的頭或脆弱的器官。多數鬥毆都從打擊階段開始，但如果未經訓練，能使用的武器就會非常少。一個不會踢腿的人，很難產生什麼殺傷力。厲害的拳擊手使用傳統的拳擊拳法（直拳、鉤拳、上鉤拳等等）可能很有效，但赤手空拳碰上堅硬的頭顱，結果通常不會太好（手有可能斷掉）。

　　在某些情況下，中距離纏鬥和一些非正統格鬥方式一樣，相當有效。在綜合格鬥中，這種中距離纏鬥稱為纏鬥拳擊，會出現在希羅式角力的體位、泰拳的撞膝、肘擊和拳擊。前 UFC 冠軍蘭迪・寇楚（Randy Couture）和丹・亨德森（Dan Henderson）都很常使用纏鬥。

　　早在 UFC 和綜合格鬥出現之前，某些監獄中已經出現類似纏鬥的格鬥技巧，稱為監獄搖滾（Jailhouse Rock），或是最近也有人稱為 52 Blocks。監獄搖滾是一種謎樣的徒手搏擊形式，拳王麥克・泰森證明這種搏擊的存在，而武當幫的音樂也曾提過監獄搖滾。有人說監獄搖滾的技巧可追溯至十七世紀美國南方的奴隸社群以及美國東岸的島嶼，但它真正的起源仍是個謎。

無論如何，監獄搖滾的基本概念現在非常實用。使用監獄搖滾的人，會在狹小的樓梯間或牢房找到機會，做出威力最強的攻擊形式。監獄搖滾的核心概念就是：「如果我在電話亭裡面，怎麼讓對手受到最大傷害？」因此，監獄搖滾常常在纏鬥的距離做出致命的肘擊，而不是距離較長的刺拳和鉤拳。總而言之，這種格鬥技巧能讓你在最難施展拳腳的狹小空間自保，例如牢房、暗巷，甚至是星巴克的廁所。

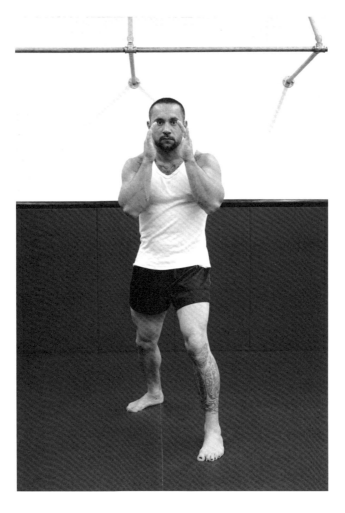

　　了解了監獄搖滾和纏鬥拳擊後，你如果意圖正確（夠暴力），就能快速學會纏鬥範圍的格鬥技巧，痛打你的對手。若要做到這點，你必須妥善使用身上四個天然又好用的武器：兩個手肘、兩個膝蓋。

使用這些武器最有效的辦法，就是採取交叉站姿，慣用腳在後面。如果你慣用右手，就把右腳放後面；慣用左手就把左腳放後面。盡可能將身體壓低，讓對手的攻擊目標變小。

防禦很重要，將雙手手掌放在臉附近（耳朵與下巴之間），並讓下巴貼近前面的肩膀。最後，讓彎曲的手肘貼近肋骨，保護身體和臟器。（P141 圖）

學會基本防禦站姿後，你就要開始學習攻擊。在肢體衝突中，肘擊可以帶來鈍器敲擊的傷害，也能讓對手出現爆血的傷口。如果肘擊打到臉上，通常會流很多血，讓傷口看起來比實際上嚴重許多。肘擊打得好，可以帶來一個好處，就是對手臉上一直流血，會讓他感到很害怕，卻能讓你在心理層面佔上風（以上這段若讓膽小的讀者覺得太暴力，我們很抱歉。但你必須明白，我們討論的是真實世界最殘酷的徒手搏鬥）。

以下介紹三個肘擊技巧，學起來都相對容易，而且非常有殺傷力。

第一種是「劈砍肘擊」，主要攻擊目標是臉的上半部、額頭、鼻子、眼睛。如果用正確的方法打到這些部位，很容易造成嚴重的撕裂傷。劈砍肘擊的執行方法是：先來到上面提到的打鬥站姿，並將手肘彎曲，接著扭轉肩膀以攻擊手肘同邊的腳為轉軸，扭轉臀部朝目標攻擊，手肘應以斜角四十五度向下甩動。（右圖）

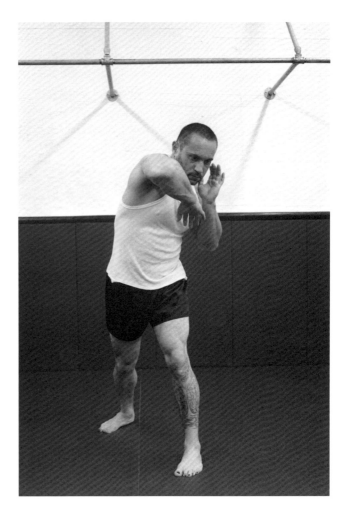

第二種是「水平肘擊」，目標是在下巴甚至肋骨造成鈍器挫傷，而非造成撕裂傷。先來到打鬥姿勢，手肘彎曲，手肘平行地面，然後攻擊。通常會從後側（也就是強邊）發起攻擊，發力方式為以後腳為轉軸扭轉臀部。

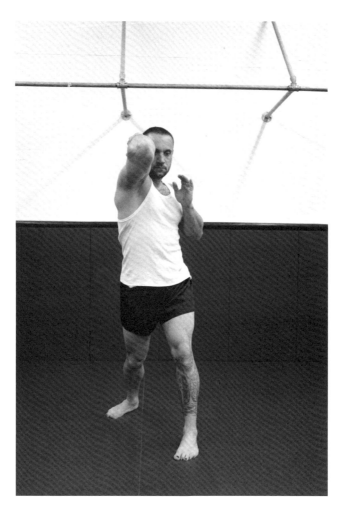

第三種是「上鉤肘擊」。和拳擊的上鉤拳一樣，主要力量來自腿部，目標通常是下巴。上鉤肘擊通常從前腳發動，首先雙腳彎曲，然後雙腳往下一蹬，讓拳頭超過攻擊目標，用手肘打到目標位置。上鉤肘擊的難度比前兩種肘擊高一些。（上圖）。

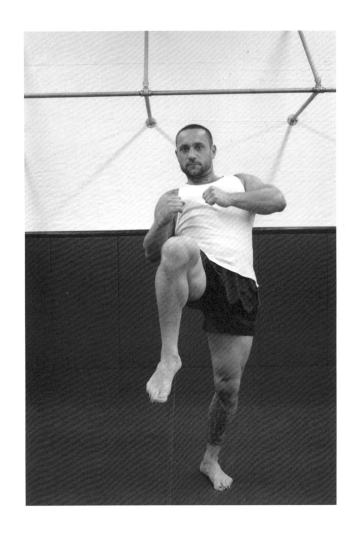

除了上述三種肘擊以外，前膝攻擊也相對好學，而且非常有效。和肘擊一樣，膝蓋攻擊的力量也來自臀部，出擊時要猛力將臀部往前推。攻擊目標可能是軀幹或臉，攻擊臉的時候，將雙手交疊放在對手頭部的後面（手指不要交疊，以免把手指弄斷），稍微收緊手肘，將他的臉拉向出擊的膝蓋。

如果有重量訓練基礎，可能可以在橫向移動的情況下做出膝蓋攻擊，甚至在倒退的時候做。不過，一個人想要快速解決肢體衝突、正使用身體最好用的武器時，通常都會想將對方往死裡打，會帶著滿滿的敵意向前移動。街頭鬥毆時，光是那股向前衝的狠勁，就是一項非常珍貴的武器，應用來搭配真正的攻擊。

不要只會後退和反擊，因為操場打架、餐廳衝突、暗巷吵架都會在一瞬間就發生。所以，瘋幫共同創辦人安傑羅·懷特曾說：「一定要先下手為強，凶一點，往前衝。」懷特估計自己曾經歷超過兩百次的街頭打鬥，只輸過不到十二次。懷特這種凶狠的街頭打鬥哲學，是來自他的好朋友，也是瘋幫另一名創辦人：雷蒙·華盛頓。華盛頓可說是洛杉磯史上最強的街頭鬥士，懷特說華盛頓在超過兩百五十次的打鬥中從未輸過。

為了確保最快的反應時間，而且能用致命的速度出擊，你必須訓練攻擊技巧。除了肘擊和膝蓋攻擊之外，訓練內容也要加上波比，因為在真實打鬥場景中，波比是撲倒他人（和不被他人撲倒）的關鍵動作。此外，這種身體上下移動的動作有一個好處，就是讓身體同時把血液送到身體各處，因為這種動作模擬纏鬥時不斷交替的站姿、爬行、蹲姿、上衝和推擠。

如果你的攻擊能做到快狠準，面對敵人攻擊的心情將很不一樣。這種訓練除了讓你準備好面對打鬥以外，也能雕塑身材，練就一身精實、強壯的肌肉。

最後，這些訓練的時間都很短，因為目的是讓你準備面對打鬥時需要的快節奏、爆發型耐力。你當然不希望真正打架的時候沒力，但多數打架都很快、很暴力。傳統的長距離慢速度有氧運動，可能對實際打架造成反效果，讓你被痛扁時只能彎著身軀氣喘如牛。

///// 徒手搏鬥訓練 /////

暖身：

- 五分鐘走路。
- 五十次肘擊。
- 五十次膝擊。

訓練（每一輪做完休息三十秒）：

- 兩次肘擊、兩次膝擊、一次波比，一分鐘內盡可能多做。
- 四次肘擊、兩次膝擊、一次波比，兩分鐘內盡可能多做。

- 四次肘擊、四次膝擊、兩次波比，三分鐘內盡可能多做。
- 四次肘擊、兩次膝擊、一次波比，兩分鐘內盡可能多做。
- 兩次肘擊、兩次膝擊、一次波比，一分鐘內盡可能多做。
- 波比，一分鐘內盡可能多做。

收操：

- 五十次肘擊。
- 五十次膝擊。
- 五分鐘走路。

結論：監獄重訓五大原則

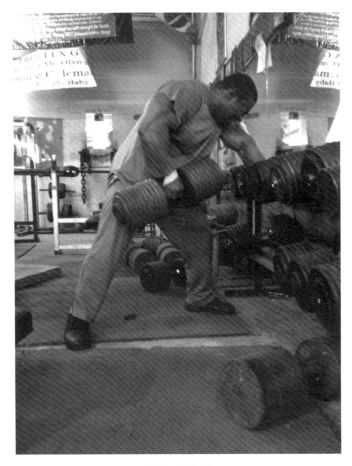

柯瑞．馬修斯

　　現在你已經取得通往監獄重訓的地圖，而接下來的五大原則，會讓你的路走得更順。在通往強壯的旅途中，請記得這些原則，讓它們引領你走在監獄重訓的道路上。謹守這些原則，讓你更能練出前所未有的肌力、自信與外型。

////// 對訓練保持熱情 //////

監獄中時間過得非常慢，沒有女人、沒有夜店也沒有海灘，你懂的，所以你需要能夠激起熱情的事物。對很多人來說，紮實訓練是一個投注全身能量、熱情與注意力的方法。他們會訂定訓練計畫，並且一直想出很多新方法來增強肌力。此外，他們的訓練風雨無阻，是生活的重心。因此，對他們來說，訓練是療癒的來源、訓練身體的方式，也是提升自我的工具。

////// 多休息 //////

囚犯的睡眠充足且規律，他們的身體已經適應固定的睡眠時間，讓他們更能得到完整的恢復。此外，監獄生活讓他們逃離外面世界的許多壓力（例如繁忙的工作、貸款、交通等等）。休息變多、壓力變少，使得睪固酮濃度提升，也加速恢復。

////// 定時吃飯 //////

規律作息會讓身體變得更好。雖然囚犯能攝取的熱量不一定很夠，但至少他們能夠定時吃飯，因此身體可以在固定時間接受肌肉生長的滋養。

////// 堅持基本訓練 //////

本書想傳遞的最重要訊息是：你天生就具備練就監獄重訓的條件。只要使用自身體重動作，你就能在不使用器材的情況下，變得厚實、強壯且精實。如果你有器材可以使用，就要練主要訓練動作。

///// 如果衝突無法避免，先下手為強 /////

　　多數情況下尊重是互相的。如果你自重，通常都能避免麻煩。不過有時候也會倒楣遇上麻煩，這時候你不要猶豫，要主動出擊、向前衝並夠凶狠，在對方明白你的意圖之前，千萬不要停下來。搞定之後，趕快離開現場，讓其他人來善後。

　　你已經具備監獄重訓的計畫，但接下來就要靠你自己努力了。只要耐心依循本書提供的訓練計畫，你一定能練就強壯。

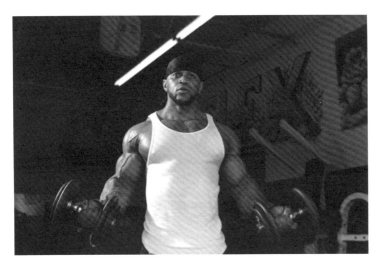

泰勒士 · 休斯

監獄重訓

出　　　版／楓書坊文化出版社
地　　　址／新北市板橋區信義路163巷3號10樓
郵 政 劃 撥／19907596　楓書坊文化出版社
網　　　址／www.maplebook.com.tw
電　　　話／02-2957-6096
傳　　　真／02-2957-6435
作　　　者／喬許·布萊恩
　　　　　　亞當·班席亞
譯　　　者／王啟安
企 劃 編 輯／陳依萱
校　　　對／聞若婷、周佳薇
港 澳 經 銷／泛華發行代理有限公司
定　　　價／420元
初 版 日 期／2021年9月

國家圖書館出版品預行編目資料

監獄重訓 / 喬許·布萊恩, 亞當·班席亞
作；王啟安譯. -- 初版. -- 新北市：楓書
坊文化出版社, 2021.09　面；公分

ISBN 978-986-377-705-2（平裝）

1. 健身運動　2. 肌肉

411.711　　　　　　　　110010746